日本の精神医学この五〇年

松本雅彦

みすず書房

日本の精神医学この五〇年＊目次

精神病理学の衰退／精神医学の拡散／薬物療法の席捲　生物学的精神医学の興隆

まえがき

私たちの内には〈何か〉が隠されている。

その〈何か〉が私に精神科医であることを選ばせたのかもしれない。

しかし、その〈何か〉など、本当にあるのだろうか。そんなものはないのかもしれない。

それでも私は精神科医であることを選び、この五〇年のあいだ精神科医でありつづけてきた。


本書は、精神科医の一人として、この五〇年の私的な回顧をつづったものである。

ことに、第一〜三章は、私的にすぎる個人的な体験の記述に費やされているが、一九六〇年代後半、医学部を卒業した一人の医師が大学精神医学教室というところで、また精神科病院で、どのような形で精神科医となってゆくのかを素描し、またその時代の精神医療情勢に対する客観的な視点も失わないように心がけながら綴った。私が自分の目で見、肌に触れ、全身で感じてきた精神医学を伝えたいと思ってのことである。

第四章からは、精神医学・精神医療のやや公的な部分にも視野を広げ、第五章、第六章で、一九八〇年代後半から日本の精神医学・精神医療が相当の変貌を遂げてきているという実感を、私なりに解き明かそうとしたつもりである。

もちろん、私の目に映り、私の肌で感じた精神医学・医療のこの五〇年の記述でしかない。その点で多くの限界はある。ことに精神科医を選んだ当初、多くの精神医学者を魅了した精神分裂病の病理が、本書の記述にも通底しているのはやむをえない。どうやら私は、精神科医となって精神分裂病とみなされる人たちの苦悩にインプリント（刻印）され、その刻印から今日まで逃れられなかったようである。私の内の〈何か〉が分裂病といわれる人たちの〈何か〉に触れたがっていたのかもしれない。

なお、精神分裂病という病名は二〇〇二年に統合失調症と呼称が変更された。本来はこの統合失調症に統一すべきであろうが、本書では当時の診断名をそのまま用いた箇所もあり、その点をあらかじめお断りしておきたいと思う。

第一章

一九六〇年代という時代

医学生の下宿生活

一九六五年（昭和四〇年）に、私は精神科医としての営みをはじめた。前年の一九六四年には東海道新幹線や名神高速道路の一部が開通し、東京でオリンピックが開催されて、昨今では「高度経済成長期」といわれる時期である。この時代の情景を、まず身辺の雑事から拾ってゆくことにしたい。

当時、中学生は「金の卵」と称され、地方から多くの卒業生が都会に集団就職する時代、高等学校に進学する人たちの数は限られていた。大学入学を許されるのは高校卒業生の五、六人のうち一名ほどである。四歳上の兄の時代は、十名のうち一人ぐらいだっただろうか。まだ少数とはいえ大学進学者が急速に増えつつあったことになろう。それでも大学に進学できるのは、よほど恵まれた家庭の子弟であった。

医学部を擁する大学も、日本のなかでおよそ三〇大学ほどに限られており、現在八〇ほどを超える、その二分の一ないし三分の一にも満たなかった。

すべてを失った戦争が終わって十数年が経とうとしている。

一九五〇年代も終わろうとするころ、郷里名古屋から京都の大学に入学して、下宿したのはごく普通の民家の二階、四畳半の一間であった。朝夕二食付、月三千円の下宿料だったと記憶している。

昼食は、やっと事業を始めた大学生活協同組合の食堂で十五円のカレーライスを食することが多かった。当時の生協には、このカレーライスかキツネうどんしかメニューにはない。ときに大学近辺の学生食堂で、味噌汁とわずかな野菜が添えられた四〇円の「焼きサバ定食」を奢った。それにもまだ、郷里から取り寄せた米飯配給券（外食券）の提出を求められることが多かった。コメも配給制だったからである。朝夕の賄いのない下宿生活を送っていた友人は、近くの学生食堂で朝食二五円、昼食三五円、夕食四〇円と、一日一〇〇円の予算の食生活であったと回顧している。

友人と夜遅くまで語り合って外を散歩したあと、銀閣寺の屋台中華ソバ（三〇円）を食べるのが、月幾度かの贅沢であった。ちなみに、当時、銭湯入浴料十三円、週刊誌三〇円、二本立て映画館入場料三〇円、バス一区間十三円、往復券というものがあり、それであれば二五円、煙草の「光」が三〇円、ピース一箱（いずれも十本入り）は四〇円だったと記憶する。

階下では、下宿のお婆さんが、ラジオで三橋美智也の歌をよく聴いていた。テレビは、いずれ東京オリンピックで普及することになるが、この時代はよほど恵まれた家庭でなければ備えられてはいなかった。ラジオも当時同じ下宿生でもっている者は、ほとんどいなかったはずである。四、五年後に、やっと普及しはじめたトランジスター・ラジオを親に懇願して購入したときは、友人たちからずいぶんと羨ましがられた。

京都の寒さは身に堪える。

「寒いのやおへん、冷えるのどす」といわれるが、寒いのと冷えるのとの違いがよくわからないまま、とにかく部屋は寒く手足はよく冷えた。その冷えが足元から全身に這い上がってくる。たしか四〇ワットの電気アンカを足下に据えて足を毛布で包み、辛うじて冷えを凌いでいた。厳しいときは、下宿のおばさんが火鉢にわずかばかりの炭をおこして部屋に運んでくれたこともある。その火鉢に寒さにかじかんだ手をかざす。他に暖房器具とてなく、京都の冷えをよくも乗り越えられたものだ、と今では不思議ですらある。

このころ名神高速道路の一部が開通し、一九六四年には東海道新幹線も走り出す。東京オリンピックが開催されて、日本がようやく華やかさに包まれてゆくように思われるのには、まだ三、四年を要する時代であり、庶民や下宿学生がその豊かさの恩恵にあずかれるはずもなかった。

医学部の講義が、三、四回生になると、かつてのドイツ語混じりのそれから、次第に英語混じりのものに変化してきたことも、記しておいてよいのかもしれない。伝統的に範をドイツ医学においてきた日本の医学にも、アメリカの医学が影響をもたらしてくる予兆だったのであろうか。

インターン（医師実地修練）制度、無給医制度

一九六〇年代は、まだインターンという制度が残っていた。これも、アメリカの医師養成制度が輸入されたものである。インターンというからには、病院の中に寝泊まりして医師としての職業を身につけてゆくのを目指す制度なのであろう。

医学生として六年間医学を学んだあと、一年の実地修練期間が義務づけられていた。大学の病院なり地方の病院なりで、医療の実際に立ち合う。この一年間の修練期間を終えて医師国家試験の受験資格が与えられることになる。医療の手助けという最下層の労働を担いながら、ほとんどは無給であった。医療・医術を修得することは、一種の徒弟制度のうちに身を置くことであり、先輩に教えを乞いながら医療の実際を身につけてゆくこの期間は、修業期間・奉公期間であるために無給なのはやむをえない、そのような江戸時代（?）からの伝統がまだ残っていたことになる。国家試験に合格し医師としての資格を得て大学の内科なり外科なりの医局講

座という教室に「入局」しても、見習い期間ゆえにしばらくは無給であることもやむをえない、それを当然と思わせる空気がこの時代まで残っていた。

他の学部であれば、卒業し企業に就職すれば、たとえ研修期間であってもそれなりに給料が支給される。医学部を卒業した者だけが、その後も二年三年と無給に甘んじなければならない理由はない。このような不満が、いずれインターン制度廃止運動として燃え上がってゆく。ごく限られたエリート集団だけが医学部の学生でありえた時代が過ぎて、医学生もわずかながら大衆化してきた証しだとみることができるかもしれない。このインターン制度廃止運動は、一九六〇年の初めごろから医学連（全日本医学生連合）の動きの中で垣間見られるが、一九六七年ごろには国家試験受験ボイコット闘争にまでエスカレートし、一九六八年の全共闘運動の一環として燃え上がることになる。この点の詳細は全日本医学生連合の運動史に記載されており、ここでは割愛せざるをえない。

私事に戻ろう。

インターン制度反対運動にシンパシーを感じながらも、私はその運動に全力を注ぐことに躊躇していたように思う。私の中には、基本的にブルジョア根性があったのかもしれない。騒がしくなった母校の大学病院ではなく、インターンは地方の病院を選んだ。福井の赤十字病院である。どうしてこの病院を選んだのか、今はその記憶も定かでない。一年の実地修練期間、小さな病院であれば上級医師と身近な関係を築くことができるのではないかと考えていたようだが、一方、前年に十日間も雪に閉じ込められた（昭和三八年の豪雪）という福井の北国で一年を過ごしてみたいという気持ちも強かったようだ。さらにこの病院では、月に一万円の手当が支給される。宿舎付き、食事も病院食を与えられるのが魅力だったのかもしれない。もう下宿料を支払わなくても済む。

赴任して与えられたのは、産婦人科病棟の二階、廊下を隔てて設えられた六畳の部屋である。よく働かされた。中規模とはいえ地方都市の中核病院という役割を担うこの赤十字病院には、朝から大勢の患者が詰めかけてくる。患者からの訴えを聴く「予診」を取り、それをもとに上級医師が診察する場面に同席し、患者の訴えに対する医師の診察、その所見と診断および治療方針を、個々の症例に沿って学んでゆく。

尿の検査、血液の採取も医学の基礎作業として修得しておく必要があった。顕微鏡を覗きながら視野にある染色した赤血球や白血球の数をカウンターで読み取り、それらを手回しの計算機を駆使して集約する。まだ、そのような時代であった。夜半に緊急手術の手伝いに駆り出されることも四、五日に一度ぐらいの頻度である。病棟の片隅で寝泊まりしている修練生は夜半でも便利に呼び出される。

外科学の魅力

産婦人科に配属された一ヶ月は、二四回の出産に立ち合わされたことが、当時の日記メモに残っている。助産婦の手技を見ながら新しい生命の誕生に触れさせるという産婦人科医長の配慮だったのだろうか。出産はどうしてだか夜半から明け方にかけての時間帯が多い。医長は、「それはネ……、生殖の営みが夜半に行われるからだよ」といって笑っていた。出産の痛みに激しく泣き叫ぶ産婦、その痛みにじっと耐え静かに分娩する産婦、それぞれが母となる瞬間を迎える女性たちの表情は、一人ひとりに感動を呼び覚ますものがあった。大事業を成し遂げた後の、満ち足りた静かな休息の空気が漂っている。妊婦や助産婦はもとより、見学者の私までもが安堵の息吹に包まれる。ここでも、臍の緒の切断に実際立ち合い、羊膜の切片を切り取りその組織を顕微鏡で観察することが求められる。

外科の手術では、主任執刀医の補助（コウ持ち）が主な役割であった。十分間ほどの入念な手洗い、その後看護婦から手術衣を着せられる。彼女らの動きはテキパキとして心地よい。手術台を挟んで執刀医と対面する位置に立ち、開腹部をできる限り広げそれを維持し、術者の視野を確保して手術しやすいようにする、これが「コウ持ち」係りの任務だ。しかし、どのような手術が行われているのか、つい覗き見たくなる。視線が開腹部に注がれると、ついコウで広げている両手の力が疎かになる。すると対面の執刀医の足が私のスネを強く蹴ってくる。痛い！　だが、これも修業というものらしかった。その痛みは今でもこころのスネに残っているが、患者の苦痛が可視化され、それが取り除かれてゆく過程に同席できること、また医術がある意味で「術」であることを教えられるのは、貴重な体験であった。

外科に興味を抱いた私を見て、また傷口縫合の器用さを認めてくれたのか、当院の長田外科医長は私に外科医になることを勧め、インターンを終えたら母校の外科学教室に入局するべく、その担当教授に推薦状まで書いてくれた。

しかし結局、私は精神医学への関心を捨てられず、インターンを終えたときには、京都大学の精神医学教室の門を叩くことになる。

もともと大学の医学部に入学したときから、自分は精神医学を学びたいと思っていたらしい。近親者に医師が多かったせいか、当たり前のように医学部入学を目標にしてはいたが、一方、いわゆる「お医者さま」になることにいささかの抵抗を感じていたのかもしれない。

精神医学を選ぶ

単に医師になるのであれば郷里にも医学部を擁する大学がある、それを避けて私を京都に誘ったものは何だろうか。

もちろん、青年期の、親元を離れての生活に対する憧憬があったかもしれない。ただ、高校の教師、個人的に親しく接した山田国夫先生の影響も大きかった。梶井基次郎や中原中也の存在を教え、映画研究部の活動のなかでフランス映画（「天井桟敷の人々」「旅路の果て」「望郷」「舞踏会の手帖」など）にみるペシミズムの奥深さに目覚めさせたのはこの教師である。「ペシミズム」という言葉が、その意味も解らないままにこの時代の高校生を魅了したのだろうか。また、梶井基次郎が徘徊した京都という街に住んでみたい、という気持ちが次第に強くなっていたのであろう。受験勉強のために出入りしていた名古屋の区立図書館での『映画手帖』（清水光監修、京大映画部編、創元社、一九五〇年）との出合いも欠かせない。高校二年生の私にとって、大学生がこのように映画からさまざまな視野を吸収し、その成果を本として公にできるのか、という驚きがあった。

それにしても、なぜ精神科を選んだのか。

高校生時代に浅薄ながら映画や文学にかぶれたせいか、大学生となって医学部の科学的学問の本流にはついてゆけないものを感じていたのでもあろう。医学部の余計者、あぶれ者とでもいった、正常からやや外れたところに自分の身を置いてみたい、そのような青年期にありがちな「斜に構える」生き方への嗜好も大きかったのではないかと思う。

それに……、地方から出てきた一青年にとって、大学医学部のエリート集団に仲間入りすることは、相当のストレスであった。それぞれが地方では上位の成績をおさめていたはずであるのに、このエリート集団を前にすると誰もが少なからざる劣等感を覚える。それを背後にした強烈な自己主張、虚勢もはびこる。青年期にありがちな同世代間の競争意識、葛藤は相当に激しい。京都では通じない地方の方言もまた、青年期の人間には劣等感を覚えさせるに十分であった。

一種の心理的な生存競争といってよいのではないか。

当時そのように明確な形で把握してはいなかったが、よくこの心理学的な課題を乗り越えたものだと、なかば懐かしさを覚えながら思い出す。精神科を選んだ背景には、彼らエリート集団に伍して正当な医学を習得して行くことはできないのではないか、そのような類いの課題が乗り換えられないままこころの底で疼いていたのかもしれない。

職業選択に際して、自分の意思を明確にし、それに沿って進んでゆくことのできた人は案外に少ないのではないか。些細な偶発的な出来事が作用して、「なぜかわからぬ間に」自分の職業として、これを生きてきたし、今も生きている、そのあたりが実情なのであろう。

精神科医となって、ときには「なぜ、精神科を?」と尋ねられることもないではなかった。そんなとき、「もし精神科でなく、内科や外科を選んでいれば、これこれの不都合が予想されたから……」などといって、高校の幾何学で学んだ帰謬法の論理でその場を繕うようにしていた。三角形の角の和がもし一八〇度でなかったなら、これこれの不合理が生ずる、ゆえに三角形の三つの角の和は一八〇度である、内科や外科を選んだら、これこれの不都合に当面するような気がした、だから精神科を……という論法である。そのように教えられたからといって、三角形の三つの角の和が一八〇度であることをこころから納得できるわけではない。この帰謬法には積極的な命題証明が欠けている。証明できたという実感が乏しい。精神科医であることの実感がいまだに不確かなのも当然のことかもしれない。

大学医学部精神科というところ

私たちの大学医学部附属病院は、京都市の東北、東大路に面して、南は丸太町通りから北は近衛通りにいたる広大な敷地の中にある。昭和も三〇年代の終わりになると、鉄骨コンクリートの建物もさすがに古びてきているが、威容を誇るには十分な壮大さであった。ただ、この一画は内科、外科を中心とする医学部本流の専門科が占めるところであり、精神科の外来棟や入院病棟は、この本部から鞠小路を隔てて七、八〇〇メートルも西、いまにも鴨の河原に流れ落ちようとする土地に配置されている。いわゆる「病院西部構内」だ（図1）。昨今になってようやく再整備されてはきたが、当時この西部構内には、結核療養病棟、皮膚病特別研究施設（ハンセン氏病研究所）など、公衆衛生上社会から隔離されるべき患者たちを収容する建物が配置されていた。精神科の外来棟も入院病棟も、同じような扱いを受けていたことになる。

ただ、精神科には、一万坪（三三〇〇〇平米）を超える土地が与えられ、そこの木造の外来棟と、パビリオン方式からなる五つの、それぞれ二〇人ほどの患者を入院させる病棟が点在していた。この配置は今村新吉初代教授がフランスの精神病院をモデルに発案したといわれる。病棟間の空間には、噴水を備えた小さな池が水をたたえ、泰山木や榎、欅などの木々が植樹されて、騒がしい世間から逃れられるような別天地ともなっている。雑草が生えてはいるがテニス・コートもあり、小規模ながら小さな畑や花壇もしつらえられていた。患者や看護者が退屈な日々を紛らわすために、自然に生まれたものなのか、代々の精神科教室員たちが趣向をこらしたものなのか。そこは、「街中にある小さな森」「憩の庭園」と呼ぶことも許されるほどである。その庭にある小さな丘にはお地蔵さんの祠もある。患者たちはこの庭を散策したり、一部の精神科医はその木陰で本を読んだりしている（図2）。

しかし、精神科に入院している患者が内科や外科の病気を併発した際には、その患者をストレッチャーに寝かせ七、八〇〇メートルも離れた本部で診察を仰がねばならない。雨の降る日、ストレッチャーに横たわった患者を傘で濡らさないようにしながら、本部まで搬送したことなどが思い出される。

不便ではあった。しかし一時的にせよ世俗から逃れられる空間となっていた。

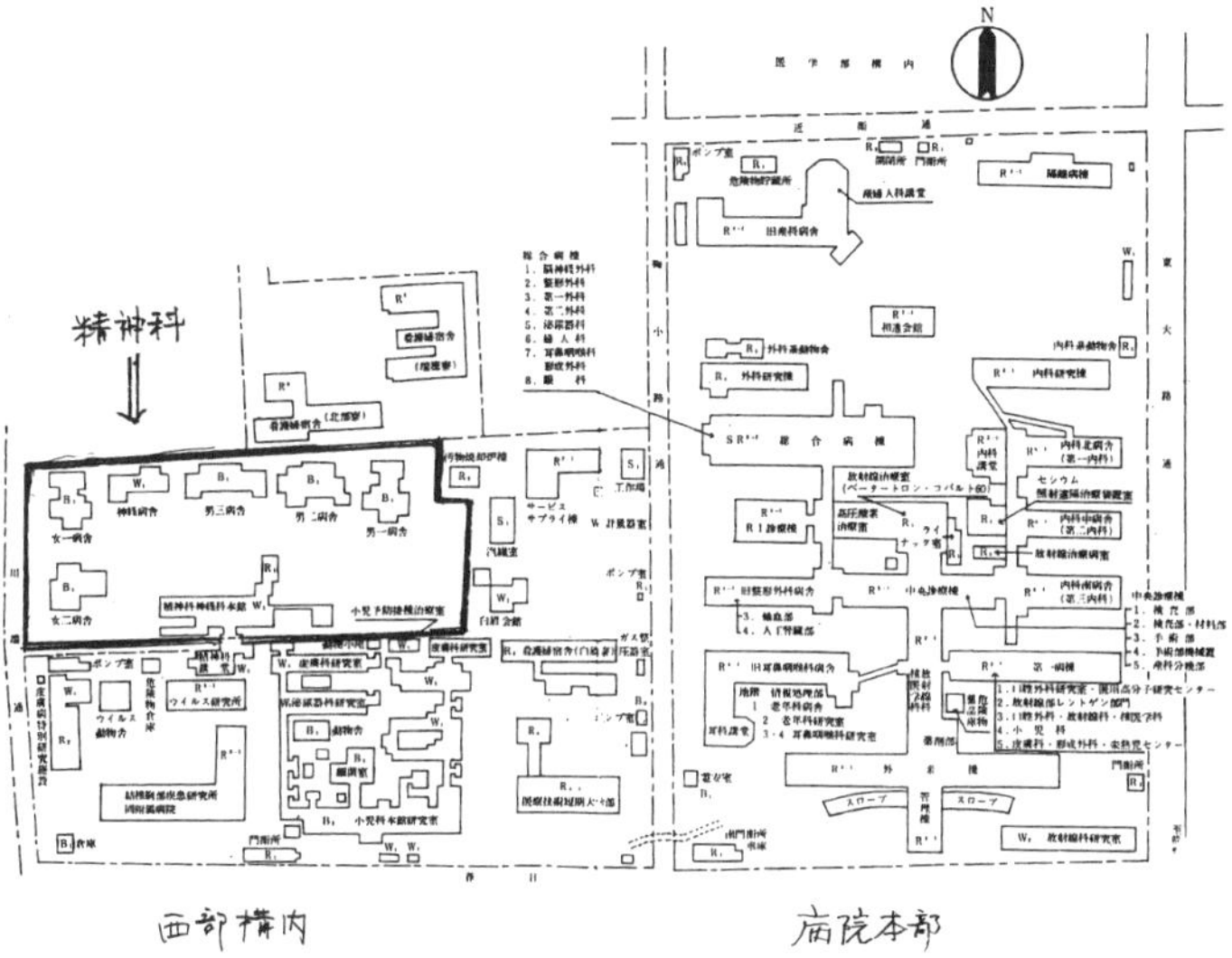

図1　病棟配置図

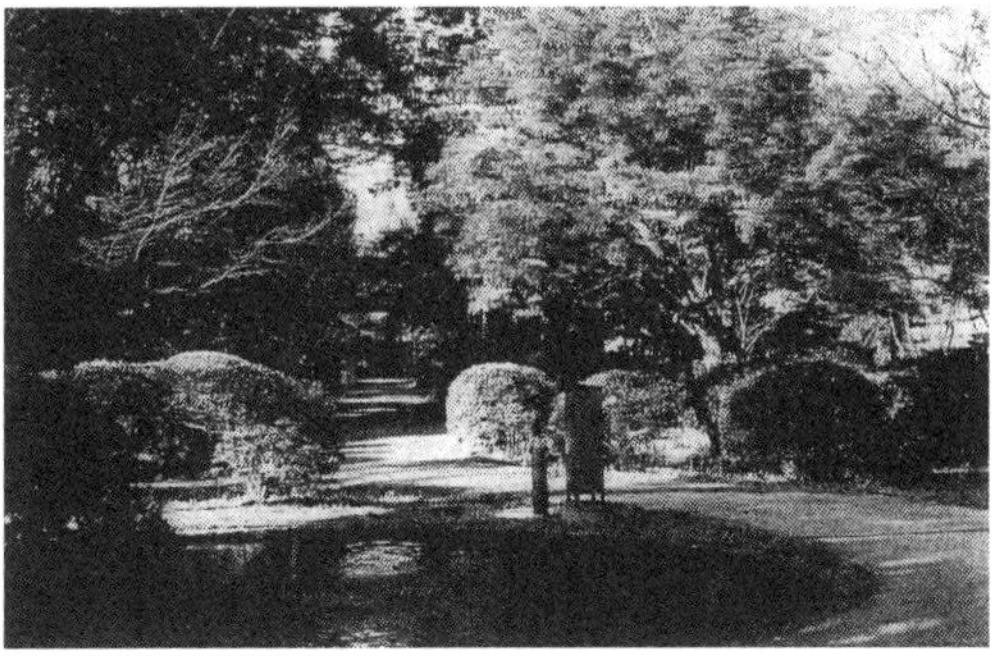

図2
精神科の庭

社会的日常から隔離されたところ

ただ、この別天地は、やはり隔離された場所であった。

この精神科入院病棟の配置光景は、私たち京都の大学病院に限られたことではない。東京大学では、本部の本郷とは数キロメートル離れた巣鴨に精神科の教室も病棟も設置されていた。巣鴨の病院（東京府癲狂院）は一九一九年（大正八年）に現在世田谷にある松沢病院に移転しているが、やはり本部とは遠く隔たった所にある。東大精神科教授はその巣鴨の院長も兼ねていた。

精神科病院の偏在ぶりは、大学病院に限られていたわけではない。病院が設置されるところは当初から、社会から一定の距離を隔てた都市の郊外であった。

この配置ぶりは、今日になってもつづいている。

患者を隔離する意味は、どんなところにあるのだろうか。

一つは、世俗世界の喧騒や家族間の葛藤から一時的にでも離れたところに身を移して休息を取ってもらう、その上で、農耕などに親しみ自然の英気を養ってもらう。そのような治療的配慮があったのかもしれない。二〇〇人、三〇〇人を収容するためには、できる限り広い病棟と広い庭が必要であり、その敷地を確保するにはどうしても郊外ということになる。しかし一方、家庭や近隣の安全を優先して、精神病の人たちを身近なところから遠ざけておきたいという、忌避的、治安的な意味も大きかったに違いない。

東京では、精神科病院が都心の西方に位置する三多摩地区に偏在していることはよく知られているところであり、京都では、街中から十キロメートルほど離れて、北にはいわくら病院が、南には洛南病院が配置されており、名古屋では、これまた市中から離れた東山に精神病院が建てられている。神戸では、光風病院（旧光風寮）は六甲系山系の麓にある。いずれも、当時では市中からの行程に一日を要する場所であった。

子どもたちが、遊び仲間の一人を侮蔑するとき、「松沢に行け」「岩倉に行け」「東山に行け」などといった戯れ言葉が残っていた。

そのような精神医療の置かれた社会的状況への認識がないまま、私は、ただただこころを病む人たちが体験している〈何か〉に触れたくて精神医学教室の門を叩くことになる。

大学精神医学教室の門を叩く

五月に医師国家試験の合格発表があって、いよいよ各自は自分の選んだ専攻科で、あらためて専門領域の初歩を学び始めることになる。それは伝統的に医局に「入局する」と呼びならわされている。

多くの教室では、入局に際して、簡単な試験や面接を課するところもあったが、精神科にはそのような関門はなかったように思う。

私たちの年代は入局者が七名であった。精神科医になろうとする医学生も少しずつ増えてくる時代である。かつては年に一名ほどしかいなかった入局者も一九五五年（昭和三〇年）ごろから増加してきていた。

一つには、クロルプロマジンという抗精神病薬が開発され、精神病もこれまでの隔離・収容の対象だけではなく、治療の対象にもなりうるという期待・希望が芽生えはじめていたからであろうか。

二つには、当時の時代精神を背景に、こころの問題にもようやく人びとの関心が向いてきたこともあげられよう。一九六〇年代は高度経済成長期といわれるが、戦時・戦後の物質的な飢えをどうにか取り戻すことができ、いよいよこころの飢えに関心が向かおうとする時期でもあったのかもしれない。

戦時中の厳しい思想統制が解除されて、思想の自由、精神の解放が称揚されはじめていた。戦争直後、西田幾多郎の『善の研究』を購入するために人びとが長い列を作ったことは、繰り返しメディアに取り上げられている。新潮社の「世界文学全集」が刊行されはじめ、日本文学全集も二、三の書店から競うように出版されていたことが思い出される。前者に納められた『ジャン・クリストフ』や、後者では「昭和文学全集」（角川書店）や「日本現代文学全集」（講談社）に納められた日本文学に接したのは高校生のころであった。ドストエフスキーも復活していた。紙の供給がようやく需要に応えられるようになっていたのであろう。

個の主体の自由と責任を謳うサルトルやカミュの実存主義が日本の知識人たちを虜にしたのもこの時代であった。生意気盛りの高校生までもが、「主体性」「不条理」という言葉を使うようになっていたのを思い出すと、恥ずかしい気持ちと微笑したい気持ちとが入り混じる。

一部に見られた精神医学への関心の高まりは、こうした戦後の精神的解放のなか、狂気にも文学的創造性を垣間見ようとする期待があったのかもしれない。

このころ、私たちの精神医学講座には、次のような不文律が出来上がっていたようである。

1　二、三ヶ月、教室での研修期間がすぎたら、とりあえず、市中、地方の精神病院で臨床に携わる（むろんこの期間、大学での研修労働は無給である）。

2　その臨床経験を踏まえてさらなる研究をつづけたい者は、その研究領域を明確にして大学院に入学する。もちろん赴任先の病院で臨床をつづけることも推奨される。

五月某日、国家試験に合格して医師の資格が与えられると、いよいよ精神科教室の主宰者村上仁教授にご拝謁する日が来る。面接試験とはほど遠い素っ気ない面談であり、各自が希望している領域を尋ねられる程度のものであった。Aは当時流行しはじめた電子顕微鏡を駆使して脳の組織病理学を、Bは精神病の生化学的内分泌学的研究を、Cは児童精神医学という新しい領域を開拓したいといった希望を述べている。それぞれが精神病院での経験を踏まえて二、三年後には大学院に入学し、各々の研究グループに属して、精神疾患の医学・生物学的解明を目指すことになろう。

精神病理学への夢

「やあ君か……、君は……、どんなことをしたい?」

「はあ……、まだ、よくわかりませんが、精神病理学を……」

「そうか! 精神病理学をするなら赴任先の精神病院で経験を積むことかナ……、大学院に帰ってくる必要は、あまりないナ」

村上教授は、そうのたまう。

このときは、精神病理学をめざすなら赴任した先の病院で勝手にやれ、というニュアンスに聞こえた。後日、先輩の一人が「村上教授はすでに精神病理学の限界を感じていたのではないか、ある意味ではもう精神病理学は自分の仕事で終わったと思っているのではないか、見限っていたのではないか」と呟いたことがある。「見限る」という言葉がふさわしいかどうか。ちなみに、村上教授は四〇歳以降、ほとんど論文を書いていない。戦前の三〇歳代に「幻聴に関する精神病理学的研究」[1]、「分裂病の精神症状論」[2]など今日でもしばしば引用される特異な論文を書き、『精神分裂病の心理』[3]、『異常心理学』[4]などの成書やミンコフスキーの翻訳書『精神分裂病』[5]（初版は野村良樹先生との共訳）を刊行しているのに、なぜか京大の教授になってからは執筆が止まっている。

私も学生時代から、それら村上先生の成書や翻訳書は、フロイトの訳書とともに親しんできた。それなのに「精神病理学を学びたい」という希望が先生を喜ばすような印象を受けることはなかった。

なるほど、ビンスワンガーの原著を「メモをとりながら読んだ」といっていたし、笠原嘉や藤縄昭、木村敏を育てて「精神病理・精神療法学会」（一九六四年設立）に力をかしはしたが、村上先生自身がその学会で活躍するのは少なくなっていた。さらなる精神病理学の展開を期そうとしていたのかどうか、あやしい。

一方、大学病院精神医学教室の主宰者として、他学科に伍して教室を大学医学部にふさわしい講座に発展させなければならないという使命を感じていたことが大きかったのかもしれない。脳の組織病理学、生化学的内分泌学的研究、大脳病理学（神経心理学）、てんかん学、児童精神医学……などの領域への拡大を視野において教室を発展させるべく、それぞれのグループに優秀な人材を配置していた。

医学部という名にふさわしい生物学的研究が今後は要請されるであろうことを察知し、精神病理学は彼自身の時代で終わったと感じているのではないか、そのようなニュアンスが漂っていた。

精神病理学は、精神病院で患者と接しながら、ひとりコツコツと積み重ねてゆく学問なのであろうか。私は、村上教授の言葉を、「精神病理学を学びたいのなら、まず臨床の場でじっくり患者を診ること」という意味に受け止めることだけにした。

精神科医数の圧倒的不足

これも後日知ることになるのだが、この面談にも医局講座制の裏事情が見え隠れしている。それは精神科医の圧倒的な人員不足という現実であった。

市中・地方の精神病院のオーナーたちは、精神科医を供給してもらうために教室に日参していた。当時は教室にしか医師を供給できるところは他にない。病院のオーナーたちが教授室に入って行く姿を目にして、その裏事情に詳しい先輩の一人は「また人買いがきたナ」と呟いていた。

精神科医の数が圧倒的に少ないのは事実である。

終戦下日本で、二五〇〇床にまで縮小されていた精神科ベッド数は、五年後の一九五〇年(昭和二五年)には約二万五〇〇〇床に増え、一九六五年(昭和四〇年)ごろには、十万から十五万に、そしてすぐにも二〇万床に達しようとしていた。日本の医療史を瞥見すると、どの時代も、総ベッド数の四分の一ほどが精神科の病床で占められている。それに比べて精神科を選んだ医師の数はおそらく全体の二〇分の一か、三〇分の一にもおよばないであろう。当時の精神科医は三〇〇〇人か四〇〇〇人ほどしかいなかったことになる。単純計算をすれば、精神科では五〇床か六〇床に医師が一名ということになろうが、実態はそれ以上に少なかったに違いない(ちなみに今日でも、日本の総ベッド数は九〇万、そのうち精神科のベッドは三〇万を越えている。三分の一のベッドが精神科で占められているのに対して、精神科医の数はおそらく二〇分の一にも満たないであろう)。

一九五〇年の精神衛生法の制定(精神病者私宅監置の禁止)にもよろう。ベッド数はどんどんと増えつづけている。一九五八年には内科や外科であれば十六床に一名の医師の配置を義務づけられているが、「精神科は四八床に医師一名でよい」という条項が加えられるほど、医療供給体制を無視した精神科ベッド数の増加現象をきたしている。*一九六〇年には、精神病院への低利融資が医療金融公庫を介して、民間医療機関の増加に拍車をかけてゆく。そこには「自傷・他害のおそれある精神障害者は、できるだけ措置入院させ、社会の不安を除去しようとする」厚生省の方針が、民間精神病院経営者に受け容れられていた。東京オリンピックが開催されようとする一九六四年、ライシャワー駐日大使が入院歴のある青年によって大腿部を刺されるという事件が起き、この動向はいっそう顕著になる。一流の新聞紙上にも精神病者の「野放し」という言葉が見られたほどである。

この治安を優先する精神医療政策は、入院費を支払うことの困難な家族には公費で入院させることができる「経済措置」患者を生み、粗悪な民間私立病院の乱立を生み出していった。内科や婦人科の医師が安易に精神病院を設立しその経営者となる。それらの病院のオーナーたちが、新人の医者を求めて足繁く「医局」に出入りするのは当然の成り行きであったろう。医局にしか人材を派遣する場所はなかった。精神科医になって二、三年で新設病院の院長を命じられた先輩もいる。名ばかりの院長であり、病院経営、医療の方針は、医者ではない理事長が差配している。医師免許の証書だけを預かり、あたかもその医師が勤務しているかのように自治体衛生部に申告する新設病院もあったという。このような現実は私立民間病院だけの問題ではなかった。私たちの教室が関係する北陸・山陰地方のある病院精神科も自治体立（公立）病院でありながら、約二〇〇人の入院患者を擁して常勤の精神科医はゼロであった。教室の助手、副手が二週間に一度だけ、鉄道とバスを乗り継ぎ四時間ほどをかけてその病院に出向き、処方箋を書いてくるだけの仕事に就いている。それ以外のウィーク・デイは、精神科医の指示のないままに、当地出身の人たちが看護の仕事に当たっていた。

いきおい新しい医局員は、その需要を満たすだけの人材とみられていたであろうが、当の新人医局員はそのような事情に精通することはなかった。

「教授のジッツ（教室員派遣病院）支配・人事支配打破！」が医学生や無給医たちからなる闘争のスローガンになるのは数年後のことである。

無給医の研修風景

入局して市中・地方の精神病院に「赴任」するまでの二、三ヶ月、この大学病院での研修期間は、これといった研修計画もカリキュラムもあるわけではない。医局講座制の最下層といわれる「助手」のそのまた下に、新しく入局した医師には「副手」ないし「無給医」という名が与えられるが、実際はそれぞれが自由勝手に臨床現場で何かを修得してゆくしかない。サボろうと思えば、これもまた自由である。

かつては、「ES（ECT）係り」という任務があったらしい。朝早く出勤して、朝食前の

＊　一九五八年（昭和三三年）に出された事務次官通知により、精神科病床の許可基準の定数については、医師は一般科の三分の一、看護師は三分の二でよいとされた。いわゆる精神科特例である。

入院患者に「電気痙攣療法」を施す仕事である。電気ショックは痙攣によって食べ物の逆流をきたし誤嚥による窒息を引き起こすおそれがある、それを防ぐためにこの治療は朝食前に施すのが通例となっていた。五つの病棟に入院しているそれぞれ一、二名ずつの患者に主治医が前日に痙攣療法の指示を出し、その指示のもとに翌朝無給医が患者の額に電気を当てるというものである。どのような患者にこの「ショック療法」が施されるのか、無給医はそれに精通しないまま機械的に通電するだけであった。まことに野蛮な治療が横行していたといわねばならない。しかし、薬物療法が主流となりつつある私たちの時代には、ES係りの仕事も稀になりつつあった。

夜間の当直も一週間に一度ほどの頻度で勤めさせられたが、さほど負担を感じるほどのものではない。この当直手当だけが教室から支給される現金であったろうか。一晩で三〇〇円、それが随時教授秘書から手渡されていたと記憶している。

無給医の仕事は、外来診療に来院する患者や家族から「予診」をとること、また先輩たちが主治医として担当している入院患者に、副主治医の形で患者たちから話を聞くことぐらいであった。

戦前、戦後も昭和の二〇年代は、外来患者も数名を数えるだけであったらしいが、私たちが入局したころには、この大学病院精神科にも一日に五〇〜六〇名ほどの患者が通院してくるようになっていた。かつては、発病すればすぐにも入院・隔離という精神医療風景が、クスリの普及によって、在宅しながら病院に通って治療を受けるという時代に変化してきたともいえよう。

その種の外来患者には、日に三〜四名の新しい患者つまり「新患」の人がおり、無給医は、この新患の患者あるいは家族から、病院にくる理由となった「訴え」を診療録（カルテ）に綴る仕事（臨床心理学でいう「インテーク」）に携わるのが主な任務であった。

新しく診療を求めてくる患者や家族から、訴えを聞き、それを整理してカルテに記載した上で、先輩の医師による診察に同席する。ときにはシュライバー（Schreiber 記録係り）の役割も買って出て、患者と医者との「やり取り」を逐語的にカルテに記載してゆく。私は、この仕事でいろいろなことを学んだように思う。先輩の医者たちの問診の様子、どんな形で診察室に新しい患者を受けいれるのか、どんな形で話をはじめるのか、何を焦点に話を聞こうとしているのか、どのような見立てをするのか、治療の方向性をどこにおこうとしているのか、そして最後には患者をどう送り出すのか……など、それぞれに、医師によって少なからぬ違いがある。

診察が終わった後のこの新患患者の「見立て」あるいは「まとめ」にもそれぞれの医師によって異なった特徴があるように思われた。同じような病像を呈する患者に対しても、「とくにすぐ治療を要するほどではない」とする先輩がいる一方、「一見礼容は保たれているようにみえるが、来院した理由、面接者の質問を十分に受け止めているとはいいにくい。訴えとは別に、どこかで病的体験を秘めているような印象を与える。引きつづき診察を重ねる必要があろう」といった慎重な「まとめ」を述べる先輩もいる。前者には一見診療・治療の回避を窺うことができる面もあるが、一方この新しい来院者を安易に「精神科の患者」にすべきではない、という考え方もあることを読むことができる。後者の慎重な対応の仕方には、患者本人や家族がどう納得するかが気にかかったりした。この問題はその後も、「精神病の早期発見・早期治療」が現実にどこまで有効か、精神科の場合そこに功罪はないのかどうか、という疑問につながっている。

シュライバーを勧めながら、面接者の診察手順やサマリーのまとめ方を見ていると、要点を得て簡潔なもの、やや冗長ながら細部を見逃さないようにしている配慮がうかがえるもの……など、先輩の精神科医一人ひとりの個性が反映されていて興味深い体験であった。それぞれの「持ち味」といってよい。新しく来院した患者一人を診るにも、これほど多様な見方（見立て）があるのか、私たちはこの多様な見方の一面だけからしか診ていないのかもしれない、これが無給医時代の研修で学んだ大きな成果の一つだったのかもしれない。

無給医返上運動のさざ波

この研修期間、私たちには「副手」という名が与えられていたが、大学からどのような形で身分が保障されていたのか、今でもはっきりしない。健康保険に加入しているのかどうかにも当時無頓着であった。なにしろ給料もなく、その明細書などが手渡されることもなかった。

この無頓着さには、私自身の個人的な受け止め方の鈍さが影響していたのかもしれない。近親者に医者が多かったこともあり、この医者になるための研修期間を「奉公の時期」と受け止める、昔ながらの「徒弟制度」を当然のものと思っているところがあったのであろう。その後に燃え上がった医学連運動の中で「無給医返上」がスローガンの一つとなるが、その運動に積極的に参加するモチヴェーションにも乏しかったようである。

生活費は、近辺の小病院の当直や小企業の健康診断といったアルバイトで賄ってはいたが、それにも限界があり、やはり生活費のいくらかは家族からの「仕送り」に頼らざるをえないときがある。インターン時代につづいて生活費を乞うことには若干の後ろめたさがあった。タバコを吸い酒もよく飲んだが、それはこの後ろめたさを忘れているときであった。

医師になるには、やはりいくばくかの経済的な後ろ盾が不可欠なのであろう。家族にある程度の経済的余裕がなければならない。六〇歳をすぎたころだったか、郷里で小学校の同窓会があった。その折、「精神科の医者をしています」と自己紹介すると、かつての女の子から「お医者さんになったの……、やはり……、お家が裕福だったのね……」といわれ、意表を突かれたことがある。たしかに、「そうだったのかもしれない」。

医学連の闘争が「無給医会」の結成を促し、インターン制度廃止を求める運動に連動して無給医返上を唱えるのは、数年後のことであった。


初期研修期間が終わろうとする七月になって、私たちはいよいよ市中・地方の精神病院へと「赴任」することになる。

教室では、新人《フレッシュマン》はできる限り「良心的」で「指導体制が整っている」病院に派遣する、という不文律があったらしい。しかし、それらの病院は、教授や教室といくらかの縁故がある病院、あるいは教室同門会の先輩がすでに赴任している病院といった程度の曖昧な評価にもとづくものでしかなかった。

京都府立洛南病院、和歌山の県立五稜病院〔現・和歌山県立こころの医療センター〕、兵庫の県立病院光風寮〔現・兵庫県立光風病院〕や公立豊岡病院、大阪の私立阪本病院、滋賀の水口病院、三重は四日市の日永病院〔現・総合心療センターひなが〕、岐阜の岐阜病院……など古い病院、あるいは同門の先輩たちが最近新しく開設した病院などの名が挙げられていた。

すでに記したように、精神病院は、市街から離れた、広い敷地を要する土地に設置されていることが多い。のどかな場所が選ばれている。人里離れた病院に赴任し、病院敷地内の医院住宅で生活するようになれば、おのずと精神病院に住む住民となる運命にある。そこは一種の「楽園」であり「桃源郷」でもあり、精神科医も患者とともに、この桃源郷に安住させてしまう引力を秘めている。

これら僻地の病院に居ついてしまえば、精神科医もシゾフレミンを常用し精神病院の住民になってしまう、と警告する先輩もいる。シゾフレミンとは、シゾフレニー（精神分裂病）に処方されるクスリを揶揄する架空の薬品の呼び方であるらしい。

私たち同期の七名がそれぞれ自分たちの赴任先を選択して、散ってゆくことになる。

さぁーて……、私たちの行くところは、どんなところなのだろうか？

第二章

一九六〇年代、ある精神病院の風景

先輩の一人からの勧めもあって、私は大阪のS病院という私立単科精神病院へ赴任することになった。

院長はリンカーンに乗り、その息子の副院長はビュイックに乗って出勤してくる病院。いずれも当時目立ったアメリカ車、ピカピカの畳三枚を日本の狭い道路に横たえ、それに四つの車輪を付けたような車である。それぞれにお付の運転手がいる。一般市民には自家用車など縁はなく、トヨタのカローラがようやく国民車として発売されはじめたころのことである。院長、副院長は、今日でいう超ヴィップであった。

私立単科精神病院というところ

この病院は、もともと明治の末期、大阪の市中に設置されて「大阪癲狂院」という名であった。昭和になって二代目の院長のとき大阪東の郊外、河内平野に近いところに移設されその名も「S病院」と改められた。

二代目院長に当たる阪本三郎先生は、京都大学を卒業し、昭和の初めにパリに留学し、戦後には大阪市立医科大学精神科〔現・大阪市立大学医学部〕の教授の任についている。その長男阪本健二先生は、この父親の留学していたパリで出生したことを誇りにしている。当時の欧州留学者(洋行者)たちが、それぞれの留学地でどのような生活を送っていたか、森鷗外や夏目漱石たちの日記を通してしか知る由もないが、阪本院長夫人によれば、パリはモンパルナス地区に居を構え、小間使いを雇い、周囲からは「皇族の関係者か?」と尋ねられるほどだったそうである。まだ日本からの留学生は少なく、よほど裕福な生活ぶりだったのであろう。

大阪市立医科大の教授となって昭和二〇~三〇年代の戦後も、外車に乗り、昼食はホテルのレストランでしか摂らないという噂話まで耳にしたことがある。この地域の長者番付では毎年上位に阪本三郎先生の名が挙がっていたらしい。

事務長も庶務課長も、院長ないし院長夫人の縁者で占められ、血族によって固められた典型的・古典的な私立精神病院(隔離収容施設 Anstalt, asile)であった。北杜夫が『楡家の人びと』で描いている精神病院の歴史的風景を髣髴とさせる。

副院長阪本健二先生は京都大学を卒業して、いち早くアメリカに留学し、戦後のアメリカ文化流入の一環である精神分析を学んできている。来るべき戦後精神医学の動向をいち早く察知し、サリヴァンやフロム＝ライヒマンを同学の士である笠原嘉先生と共著で紹介しているが、[1]この点についてはいずれ詳しく触れることにしたい。

私が赴任したころは、院長もすでに老齢であり、また病気がちであったためか、二、三ヶ月に一度しか出勤してこなかった。病院構内には、「本宅」と呼ばれる西洋風の瀟洒な建物があり、かつては院長家族が住んでいたとのことであるが、そのころは大阪の西、高級住宅街・芦屋に住んで隠居生活を送っている。私は院長には一度か二度しか拝謁の栄に浴したことはない。当時は副院長が院長代行として病院経営に腐心しており、患者を診察する時間も乏しく、私たちを指導する余裕もない状態であった。教室でいわれた「指導体制が整っている」病院とはとてもいえない。

宿舎は看護社宅の一つの離れを与えられた。四畳半ほどの板張り部屋、もちろん炊事場もなく、トイレも共同。食事は、朝も昼も夜も病院で供される病院食で十分であった。風呂も職員用の風呂場があって看護職や事務職の人たちと一緒に週に三回ほど利用できる。ときどきは外食も試みたくなるが、大阪郊外のこの地には、駅前に居酒屋こそあるものの、独身者がひとり食事を摂ることができる食堂はあるはずもなかった。

私的な印象ながら、当時の私立単科精神病院の一端を紹介しておきたい。

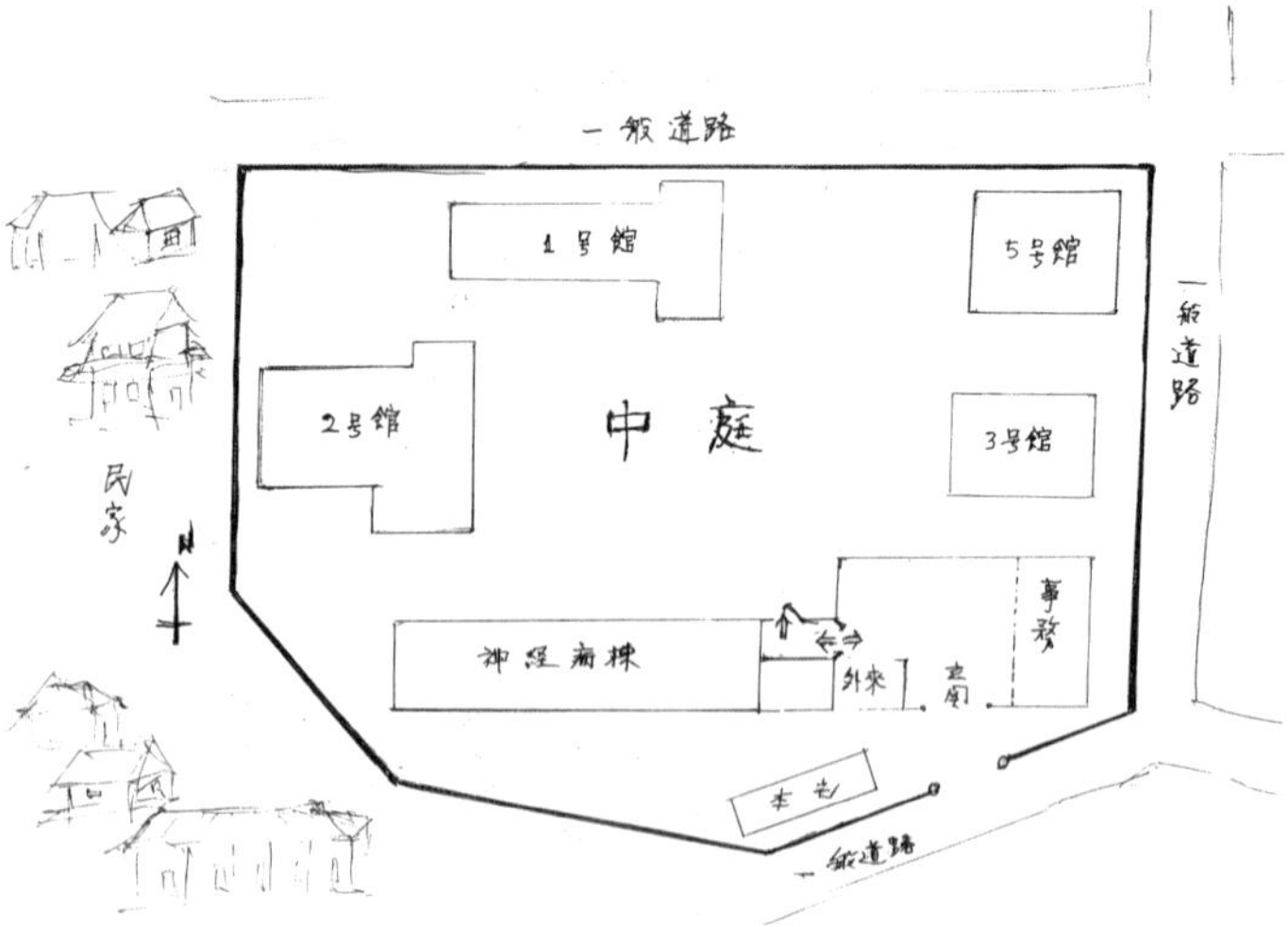

図3　S病院病棟配置図

図3のように中庭を囲むようにして五つの病棟が配置されている。病院全体は図の太い実線で描いたように高い塀で囲まれ民家から隔てられている。この日本の精神病院の建築構造に関しては、次章で触れることにしたい。

病床数は三〇〇余り。1号館は男子入院受け入れ病棟（九〇床）、2号館は女子入院病棟（九〇床）、3号館（八〇床）、5号館（八〇床）はそれぞれ女子、男子の慢性病棟である。新しく新築された神経病棟（四〇床）は、副院長が「精神分析に方向づけられた精神療法」を行うべく企画された病棟である。この病棟に入院するためには少なからぬ差額ベッド料を支払わねばならない。私が赴任したころには、そのような精神療法が施行されているとは見えず、ただ経済的な余裕のある家族の子弟だけが入院している病棟となっていた。

医師数は、院長、副院長、1号館担当医（私）、2号館担当医（一名）、3号館担当医（週二日勤務の一名）、5号館担当医（これも週二日の非常勤医一名）であり、非常勤医不在の曜日に全館を診て回る医師が一名、しかしこの医師も非常勤である。院長はほとんど出勤しない、副院長は病院経営や大阪精神病院協会など外部の仕事に多忙、実働の医師は三、四名だったといわねばならない。それほどまでに精神科医の人数は少なかったのである。

1号館男子入院受け入れ病棟の担当

八月に赴任してすぐ、私は1号館男子入院受け入れ病棟の病棟主治医となった。国家試験に合格してまだ三ヶ月しか経ていない。八〇〜九〇名ほどの急性期の患者を収容しているところであり、週に二、三名と新しく入院してくる患者を受け入れる病棟である。前任者の川越知勝先輩（後に大阪赤十字病院精神科部長）が、週一日か二日やってきて指導してくれていた。彼は早々に大学院に入学して教室に戻り、組織病理学研究グループに属して電子顕微鏡による脳の組織学的病変の探索を志向していた。一方、自ら「Nervenarzt をめざしたい」とも述べて臨床にも並々ならぬ関心を抱きつづけ、患者の病態観察やその記述の初歩を懇切に教えてくれていた。私にとって精神科の仕事にオリエンテーションを付けてくれた貴重な先輩の一人ということになろう。その意味で、一学年先輩の医師が週に一度か二度、半年間ほどではあるが、病棟に入ってくれていたことは「指導体制が整って」いたことになるのかもしれない。

なにせ八〇〜九〇名の患者の主治医であり、その患者も週に二、三名と入れ替わるのであれば、名前と顔とを一致して認識できるようになるのには一ヶ月以上も要する。さらにそれら個々の患者の家族背景の概要を把握するには三〜四ヶ月を要したことを思い出す。

診察や治療に、また病棟管理に力を貸してくれたのは、医師よりも長年勤務している看護長、看護主任たちであった。彼らの指導・協力がなかったら、国家試験を通過して三、四ヶ月にもならない新人医師は、とてもその任務を果たすことはできなかったであろう。ベテラン看護者がこれまでのS病院における患者管理のノウ・ハウを新人医師に教え込むことにもなっていた。一日の勤務が終わるころ、ベテランの看護長はいう。「先生、あの患者、今夜は不穏になりそうです。そのときのためにカクテリン（クロルプロマジンとプロメタジンの合剤）の注射処方箋を書いておいてください」と。私はそのアドバイスに従うほかない。このようにして新人医師は、当の精神病院固有の管理体制に組み込まれてゆくのだ。自分なりの診療の方法がまだ打ち立てられていない以上、古い体制ではあるが、これまでの病院の流儀に沿って仕事を進めてゆくしかない。この精神科医になったばかりの頃に受けた刻印は、のちのちの診療姿勢にも相当の影響をおよぼしている。

2号館女子病棟　小林秀雄先生

2号館は、1号館と同様、女子の入院受け入れ病棟であり、ここは七〜八年年長の小林秀雄先生が担当している。先生は、高名な評論家小林秀雄と姓も名も同じであることに、いつも面映ゆさを口にしていた。医師になってもまだ『VIKING』という富士正晴率いる〔文芸〕同人誌のグループに属し文学に造詣の深い人であった。このころすでに、二、三年前の「精神神経学雑誌」に「敏感関係妄想の人間学的研究(2)」という論文を発表しておられたが、本人の口からそのことを知らされるようなことはなかった。のちになって拝読する機会をもったが、精神分裂病と敏感関係妄想との異同をすぐれて精神病理学的に論じた意義深い論文である。サルトルの実存主義思想の中で説かれている対他存在と対自存在の対立概念を援用しつつ、「恥ずべき不完全さの感情」から対他存在たらざるをえない病者の様態を敏感関係妄想という特異的な病像として捉えようとしている。その性格構造と生活史とから発展する敏感関係妄想は、精神分裂病性原発妄想とその人間学的存在様式において別様であるものとして説き、クーレンカンプが提唱した了解的精神病理学の潮流を十分に踏まえた興味深い論文であることを教えられた。当時の私は、それを知る由もない。小林先生自身の口からも、その論文については一言も漏れることがなかった。

私自身もクレッチマーの著書『敏感関係妄想』[3]には少なからず親しみを覚えていた。分裂病性妄想をヤスパースのように「了解不能」と一蹴するのではなく、この種の妄想にも病者の性格と生活史を辿り発病時の環境（鍵体験）に目を注げば、それらの妄想にも了解可能の道が開け治療に資するところがあると主張した著書である。

この小林論文が日本でさほど話題にならなかったのは、当時先生が所属していた医局の学風に添わなかったからではないのかなどと、あらぬ考えを巡らしたこともある。

やはり先生は、小説や俳句でしか自己を表白することのできない控え目な人のようであった。また志貴春彦というペンネームを持ち、すでに阪本健二との共訳でエーリッヒ・フロムの『疑惑と行動——マルクスとフロイトとわたくし』[4]を上梓し、のちには笠原嘉とともにR・D・レインの『ひき裂かれた自己』[5]『自己と他者』[6]の翻訳を手がけているが、この翻訳作業も話題になるようなことはなかった。昼休みの医局では、午前中の診療に疲れソファーの背もたれに身体を預けチェアに足を投げ出して、仮眠をとっていることが多い。私も同様であり、この二〇～三〇分の仮眠が疲れをとる唯一の方法であった。ただ、ときには文学にまつわる雑談が交わされることもあって、先生と貴重な息抜きの時間を持つことのできたことを、四〇年後の今も懐かしく思い出す。この小林先生は、文学に関心を抱いている人だけに、アクティヴィティのレベルが高いといえる人ではなかった。病棟が異なるせいもあって、この先生から精神医学について指導を受けることはほとんどなかったのではないか。かくいう私も、アクティヴィティのレベルは高い方とはけっしていえず、お互いに何かを話し合おうとしながら、いつも仮眠をむさぼるだけで時は過ぎていった。

私立精神病院と大学医局との関係

3号館は女医さんが大阪市立大から来て週二日ほど勤務、5号館には神戸大学の医員である先生が来てこれもまた週二日勤務している。慢性化した患者を収容している病棟だといっても、この人員体制では病棟管理もおぼつかない。救急時には、副院長が対応に当たっていたが、小林先生や私が駆り出されることも稀ではなかった。

いずれの先生も、阪本三郎先生の弟子筋に当たる教授が主宰する大学医局の指示で派遣されていた。

私が赴任するまで知らされてはいなかったが、この5号館では、三年ほど前に、深夜、看護者が数人の患者によって惨殺されるという事件が起きていた。この問題とその背景については、次章であらためて触れることにしたい。

これもあとで知らされたことだが、三、四年前、X先輩がこのS病院を解雇されるという事件が起きている。赴任して四、五ヶ月の秋のある朝、いつものように出勤してみると、院長室に呼び出され、「君は、今日から出勤しなくてもよい。このことは大学の教室にもすでに話してある」ということだった。X先輩は唖然としたまま病院を立ち去らねばならなかった。どうやら、病院の労働組合を組織するグループに加わったせいであるらしい。X先輩の言動や診療態度に病棟から不満の声があったのかもしれない。しかし、何の前触れもなく「解雇」とは今日では考えられない事態であろう。当時は、このような前近代的な病院経営者の権力がまかり通っていたということか。X先輩はすぐにも教室を訪ねた。教室の長は、他の教室関係者と話し合いX医師の再赴任先病院をすでに用意しており、やむなくこの新しい病院に赴かざるをえなかった。病院長が精神科同門会の長老であれば、また医局講座制の長である教授もその後輩であれば、むげにこの長老院長の意を跳ね返すことができなかったのであろう。次々章で触れる大学医局講座制には、このような役割をも担わされているという一面があった。この医局講座制は、その長である教授の人柄の問題ではなく、まさしく制度、システムの問題なのである。

第五章で述べる金沢学会闘争で告発の対象となる大学医局講座制についてここで少しだけ触れておきたい。この医局講座制は、教授を頂点としたピラミッド型の組織からなっており、この組織に所属してそれなりの恩恵に浴した人もいよう。あるいは、そのシステムによって悲哀を舐めた人たちも少なくない。

明治、大正、昭和と大学医学部がその機能を充実させてゆくに伴って生み出され固定化してきたシステムだといってよい。当時のエリートとして選ばれた医学部卒業者たちにより、多様な要因のもと自然発生的に出来上がったシステムともいえる。しかし、大学が大衆化して、医学部卒業者もエリートとはいえない時代となった戦後期、その旧式のシステムはもはや十分な機能を果たしえなくなっていたのではないか。

大学に入学したころあるコンパで、当時の医学部長山本俊平先生が、酒に酔いながら次のような思い出話を開陳していたのを思い出す。

「医学部を卒業して助手になったときは、本当に薄給だったよ。しかし、教授の斡旋で、芦屋のある資産家の家に月一度か二度往診に行っていた。それだけで十分に生活ができていたよ」、と。

かつては卒業したばかりの助手も、医師は特権階級に属していた。そして今は、卒業して医局員になっても薄給すらなく無給に甘んじなくてはならない。

このあたりに第五章で触れる無給医返上闘争の萌芽が垣間見られる。

S病院医局に出入りする先輩たち

S病院の医局には、ときどき大阪赤十字病院の太田幸雄先生、神戸大学の岡田幸夫先生（後に近畿大学教授）、京都大学の笠原嘉先生（後に名古屋大学教授）が顔を見せることがあった。太田、岡田、笠原の三先生は、阪本三郎院長が大阪市立大学教授を務めていた時代の弟子筋にあたる。三郎院長の後継者である副院長阪本健二を補佐する相談役としての意味も含めて、月に一、二度出入りするようになったのであろう。

岡田先生は、月に一度ほど、午後にスポーツ新聞を小脇に抱えて出勤し、医局で熱心にそれを読んでいる。大阪市立大で親しくなっていた小林先生と夕刻しばしの雑談をして帰ってゆく。笠原先生も月一度ほどやってくるが、彼は医局の片隅にある机を前にして、なにかのメモをとったり本を眺めたりして数時間を過ごしていることが多かった。ときには思い切って、治療に難渋している患者についての助言を仰ごうとしてみたが、精神科の治療では若い医師の質問に「……をしてみたら」などという助言を与えられるはずもなく、せいぜいクスリの変更のアドバイスを受ける程度の助言しか得られない。あとになって納得することになるが、精神疾患に関する限り、患者本人の状態によほど通暁していなければ、治療方針を立てることはできない。生活歴や現病歴、現在の病像の詳細がわからないままに質問を受けても、助言を与えることなどできない相談であろう。経験を積むにしたがって、この点は理解できるようになった。精神科の病気は、患者個々の特性に深く組み込まれているものであり、たとえ同じ病名が付けられていても、その病名に沿った一般的対処法などはありえない。そこには患者―治療者関係という対象化・客観化しにくいファクターが介在しているのである。紙面に印刷された脳波波形の読み方を教えられることとはまったく異なろう。精神科の治療は一人で考え抜くことからしかはじまらないのであろうか。

ただ病棟でひとり頭を抱えているだけの新人医師にとっては、治療に難渋している患者の様子を伝え、それに対するいくらかの異なった見方があることを教えられるのは、貴重な体験であった。自分の対処法をそれなりにまとめ先輩の助言を求めて報告することは、ある意味で「距離をおいて」自分の営為を眺めることにもなり、この客観視の試みは、いくらかの「ゆとり」を与えてくれることになる。問いを発すること、その問いの中味をしっかりと言葉にすることだけで、自分の欠陥が明らかになることがありうる。それが「ゆとり」というものにつながろう。あるいはバッファー（緩衝帯）というべきか。患者について語り合うことによって治療者自身にもたらすこの「ゆとり」は計り知れない効用があろう。この「ゆとり」は患者との次回の面接を寛がせる効果をもつ。医局で愚痴を漏らし合うのも、治療者の精神衛生に資するだけでなく、治療そのものへの新しい視野を獲得することにもなる。この雑談の効用は、のちのちいっそう大切なものと思うようになった。

ヤスパースの『精神病理学総論』輪読

太田幸雄先生は、大阪赤十字病院から近いこともあって、毎週夕刻の三時か四時にS病院に来ていた。医局の新人医師たちを捕まえて、本読み（輪読会）を主宰するのが好みであったらしい。私もそれに誘われて参加せざるをえなかったが、夕刻七時、八時になることが嫌われたのか、一人が抜け二人が抜け、結局、太田先生のお相手をする者は私一人ということになってしまった。これでは本読み参加をサボることもできない。病院のすぐ横手の看護者住宅の離れのような一室で生活している以上、早々に逃げ出すことはできなかった。テキストはヤスパースK. Jaspersの *Allgemeine Psychopathologie*（『精神病理学総論』[7]）であり、「説明か了解か erklären od. verstehen」の項を丹念に繰り返し読むことに専念していた。こうして二人だけの輪読会がつづく。月に一度ぐらいはこの輪読会が終わったあと、近くの小料理店で夕ご飯をご馳走していただく。後輩を大事に育ててやろうという雰囲気が先生から伝わってきて、やや重苦しさを感じることもあった。「教育的エロス」に溢れた先輩（笠原先生の太田先生評）といわねばならない。ついでながら、その笠原先生も大阪市立大学に着任したとき、当時講師の任にあった太田先生からヤスパースの読書会に誘われたという。私の十五年も後輩であろうか、大阪赤十字病院に赴任した新人医師U君も太田先生の読書会に誘われ、しかもテキストは同じヤスパースの *Allgemeine Psychopathologie* であることを私に報告してくれた。十年も二〇年も、いや三〇年にもわたって新人相手にヤスパースの「説明と了解」概念の箇所を繰り返し読んでいたことになる。ちなみに太田先生は『頭部外傷の精神医学』（医学書院、一九七一）という著書があるように精神病理学よりも神経心理学に近い領域を専門としていた。それが十年も二〇年もドイツ精神医学伝統の精神病理学であるところの基本的著書を原語で繰り返し読んでいたのは、やはりそれを誘う学風が京大精神科関係者に残っていたということになろうか。

小料理屋で酒と料理のご馳走にあずかりながら、戦時に大学を卒業したこの太田先生から「戦争というものは逆淘汰だナ、やさしくまっとうな人ほど先に亡くなっていった」という呟きを聞いたことがある。太田先生の人柄を垣間見せる独白であった。

雑談の効用

三先生に顔を合わせるのは、一ヶ月に一度ほど、しかも数時間であり、また一緒に患者を診察するのでもなく、治療に関する助言を直接与えられるわけでもなかった。それでも朝から夕刻まで閉鎖的な病院で過ごす医師にとって外部から吹き込む「一陣の風」にはなっていたように思う。精神病院に閉じ籠っている医師にとって、外部の空気に触れることが、いかに精神衛生上の息抜きになるか、いかにこの息抜きが患者の見立てに影響をおよぼすことになるのか、それを理解できるまでには少しく時間を要したようである。昨今、精神科診療所・メンタルクリニックが次々と開設されている。医師が一人で診療に携わり、職員の人事はレセプト請求などの雑事に追われている。一人だけで多勢の患者を診てゆくうちに息が詰まってくるのではないか。その閉塞感を、それぞれの先生たちはどのようにほぐしているのだろうかと、想像することがしばしばである。

精神分析的精神療法の可能性

三〇〇名余の患者を抱えながらも、週六日、患者の主治医として診療に当たっていたのは、小林先生と私の二人だけである。もちろん週二日ないし一日と出勤し診療に当たる医師は他に二、三名おり、それなりに貴重ななくてはならない存在であった。

院長は老齢と病気がちのために患者を診察する姿を見たことはない。副院長は各病棟を一巡して「回診」を主とし、院長に代わる病院管理にその任務の重点を移していた。五、六年前に増築された神経病棟は「精神分析に方向づけられた精神療法」を実践するという標榜が掲げられていたが、それが軌道に乗っているようにはみえない。

当時、関東を中心に慶應大学が主導する形で、この種の精神分析療法への期待と関心が高まっていた。戦後のアメリカ文化の流入とともに、精神分析も輸入され、精神分析にもとづいた治療への夢がふくらみ、こぞってフロイトが読まれる時代でもあった。セシュエー『分裂病の少女の手記』[8]、シュヴィング『精神病者の魂への道』[9]など翻訳出版もこの種の夢を駆り立てていた。阪本健二副院長もフロム゠ライヒマンの『積極的心理療法』[10]を訳し終えたころであった。関東には武田病院が武田専先生によって開設され、それは精神分析にもとづいた治療を専門とする病院として機能するはずであった。ただ、東京でそのような治療の可能性が展開されていたとしても、実利を重んずる商都大阪では、そのロマンが花開く気配はない。いきおい新しく増床された神経病棟は、その差額ベッド料を支払うことのできる経済的余裕のある家族の子弟が入院するところとなっていた。

収容中心主義の医療政策　「経済措置」入院

繰り返しになるが、当時、私立精神病院は圧倒的な医師不足の状態であった。主に精神病者を対象とする「社会不安を積極的に除去する」治安政策が行政レベルで推奨される。すでに一九五八年の時点で、一般病棟では患者十六名に対して医師一名を必要とする医療法施行規則があるにもかかわらず、精神病院は「特殊病院」とされ、その規則には「準則せず」、患者四八名に対して医師一名でよい、とする厚生省事務次官通達が出されるほどであった（この事務次官通達は今日も改正されないまま生きつづけている）。この通達には、保健所を通して「家族、学校、医療機関に精神異常者の報告義務」を課する見解まで付け加えられていた。

精神病院への隔離・収容がなによりも優先される時代である。すでに一九六一年には、収容政策を背景に、措置入院に対する国庫負担が十分の五から十分の八にまで引き上げられている。そこには、入院費に対する家族の負担を軽減し、精神病院経営者になにがしかの経済的メリットを図る意図が込められていたのであろう。「精神異常者」という言葉が横行し、「野放し」という言葉さえ新聞紙上で散見された。当時「自傷他害のおそれ」がないにもかかわらず、入院費支払いの困難な患者やその家族には「措置入院制度」が適用（濫用）される事例まであった。精神障害者収容優先主義である。ちなみにこのころ、年々、措置入院患者の数は年度に比して三倍、五倍と膨れ上がっている。病院ではそれらの患者を「経済措置」患者と呼んでいた。措置入院患者であれば、さまざまな点で患者の行動の自由が著しく制限される。S病院の1号館でも、入院患者の約三分の一ほどの人たちが「措置入院患者」であった[11]。

一方、一九六〇年には、低利融資が医療金融公庫を介して進められ、次々と新しい病院が設置されている。それもほとんどが私立の単科病院である。一九六四年に起きた、精神病院に入院歴のある十九歳の青年がライシャワー駐日大使を襲うという事件が、この動向をいっそう促進し精神科病床急増に結びついていったことはすでに記した。大阪では、新設の栗岡病院で、院長が患者を謀殺する事件が起き、安田病院では、不当な患者拘束が行われていることが、マスコミを賑わしている。この件に関しては、のちにもさらに詳しく触れることになろう。

精神科ベッド数の増加がつづく

おそらく一九六〇年代前半には、日本の精神科ベッド数は七万から二〇万床ほどまでに一挙に膨れ上がっていたことになろう。しかもその四、五年後には、三〇万床に達しようとする勢いである。それに見合う精神科医師数が確保できていたかどうか。十年の間に、精神科医の数が二倍、三倍になるなど考えられないことである。

この病院も、三〇〇名以上の患者を擁しながら、常勤医が三、四名、それ以外は三名ほどの非常勤の医師でまかなっている。これはやむをえなかったことかもしれない。山陰、北陸の一自治体病院ですら精神科病棟がウィーク・デイでも医師が不在であったことはすでに記した。

次々と精神病院が開設される現象に伴う医療従事者数の不足は、医師だけにはとどまらない。看護婦も不足がちで、各病院は看護者の引き抜きが横行していた。当時は男性の看護者の数が少なく、精神科の病棟では貴重な存在であった。ほとんどの病院は、無資格の看護補助者を病棟看護の仕事に当たらせていたはずである。看護職員の三分の一ほどは、無資格ではなかったろうか。関西では、その看護補助者の人たちも、一九七〇年に大阪で開催される予定の万国博覧会準備事業の仕事へと流れて行っていた。病院事務人事担当者は、本土復帰前の沖縄にまで足を延ばし、人材確保に奔走しなければならなかった。

四国坂出回生病院への臨時応援

その数少ない常勤医の一人であるはずの私も、三～四年後には、別の病院への応援を求められた。S病院での勤務を三日にして、あとの三日は、四国香川県の病院に応援に行けという教室の指示である。都市部ないし近畿圏に勤務する医師が、精神科医の少ない地方の病院に応援に行くという図柄だ。たしかに、地方にはほとんど精神科医はいない。都市部にはいくらかいる。しかしそれは、絶対数ではなく、比較の上での話でしかない。

近畿圏に勤める新人ないし若手医師四、五名が候補にあがり、それぞれが三ヶ月あるいは六ヶ月ずつ交代して、地方で孤立して診療に当たっている常勤医を慰問するという意味も含まれていたのかもしれない。この人事にも、また、病院の経営者が教授や教室首脳部に頼み込んでの医局講座の対応だという噂も耳にした。

月、火、水曜日とS病院で働き、木、金、土曜日は四国香川県にある坂出回生病院精神科で、六ヶ月という期限付きではあるが、診療に当たるという過酷なスケジュールをこなすことになる。水曜日の夜、S病院での仕事を終えて、その夜、大阪伊丹空港から四国に飛ぶ。あるいは水曜日の夜、神戸港まで駆けつけ、瀬戸内海を横断する船に乗って波に揺られながらの睡眠をとり、翌木曜日朝に高松港に着いて、坂出まで電車で病院に到着する。

坂出回生病院精神科は地方の中核病院でもあるためか、約五〇名の患者を収容していた。そこに勤務する一人医長・林三郎先生（後に兵庫医科大学助教授）は、大学では脳の組織病理学研究グループに属し、地方の病院での診療に忙殺されながら、ときどきは大学に帰って顕微鏡を覗いたり、グループ内で研究の成果を語り合ったりする必要もあったのであろう。その留守居役の意味もあった。

精神科医がいかに数少なかったか、その一端のエピソードである。

ついでながら、週六日勤務していたS病院の給料は月二万八〇〇〇円ほど、木、金、土曜日と三日しか勤務しない坂出の病院からは月十万円を超える給料が支給されて驚いたことがある。過酷な任務であったが、大阪という都市部周辺にあるS病院と地方にあるこの病院とを比較できたことも興味深い経験であった。

入院してくる患者の数は圧倒的に少なく、慢性の入院患者が多いが、どこかのどかさを感じさせる。病棟の面積が都会の病院に比べて広いからであろうか。どこか空間的な「ゆとり」を感じさせる。患者と病院職員とが同じ村落共同体に属するケースも多く、お互いに「幼なじみ」であるかのような印象をしばしば抱かされたこともあった。職員と患者という人間関係以外の、地域に根ざした人間同士の「通じ合い」が両者の間にまだ生きている。ここでは激しい暴力行為が頻発することは少ないのではないか、そのような印象を残した。

第三章

精神科病棟の患者たち

精神病院建築の基本構造

ここでS病院という一私立単科精神病院の敷地と病棟配置を見ておきたい。記憶を辿って、一九六五年ごろの病棟の配置を図3のように再現してみた（第二章四〇頁）。病院全体は太い実線（塀）で囲まれ周辺の家並からは隔絶されている。

病院玄関（図右下）から外来棟を経て、時計回りに神経病棟、2号館、1号館、5号館、3号館の五つの病棟が中庭を取り巻くようにして建てられている。人が外部から出入りできるのは、玄関、外来棟を通って中庭にでる一箇所（図3⇐⇒⇑印）だけであり、社会との接点はここを通してしかありえない構造となっている。

塀に沿って設えられた各病棟の窓は、当然、頑丈な鉄格子が嵌め込まれており、その格子は縦六〇センチ、横三〇センチほどで、辛うじてその中心軸で回転できるようになっている。どうにか人の手を差し出すことはできるが、頭すら外に出すことは不可能である。わずかに空気が入れ替わるだけのもの。それら五つの病棟を囲むようにして狭い中庭があり、ここが唯一空を仰げる場所となっている。ごく稀なことだが、一部許された患者だけが看護者とキャッチボールをしたり、軽いラジオ体操をしたりしている。年に四、五回ほどは、屋外での飯盒炊爨で気晴らししたり、盆踊りや運動会が催されたりする。

このS病院の構造をもとに、他の精神科病院のそれを集約してみると、図4のように図示することができる。つまり病棟全体が「ロの字」型に設計され四辺に当たる箇所に病室が並べられている。それらに囲まれて中庭が設けられている構成である。四辺にそって並べられた病室から廊下を経て中庭に出ることはできるが、各病室の窓には格子枠が嵌め込まれ、実線で描かれているように病室から直接外に出ることはできない。唯一、図の右下に図示した玄関だけが内と外とに通じる箇所となっているが、それも看護詰所の監視下に置かれている。この看護詰所はまた、居ながらにして中庭を通して四辺に沿って並んでいる廊下や病室の様子を窺うことができる。

ミッシェル・フーコーは、この種の収容所と監獄とに共通したものとして図5のような設計図を提示し、中央の高い塔から眼下にある扇形の収容棟を監視することができる構造を、ベンサムにならってパノプチコンと称した。収容者たちは、いつもこの高い塔にいる監視者から見張られているように感じている。監視者が塔の上で、実際に見ていようが、また昼寝をしていようが、収容者たちはつねに監視されているという意識をもたざるをえない。監獄や病院に収容された人たちだけでなく一般市民にも、そのような権力の暗黙の浸透が十八〜十九世紀に発生していることを明らかにした。権力の浸透は、近代国民国家が形成される途上で、監獄や病

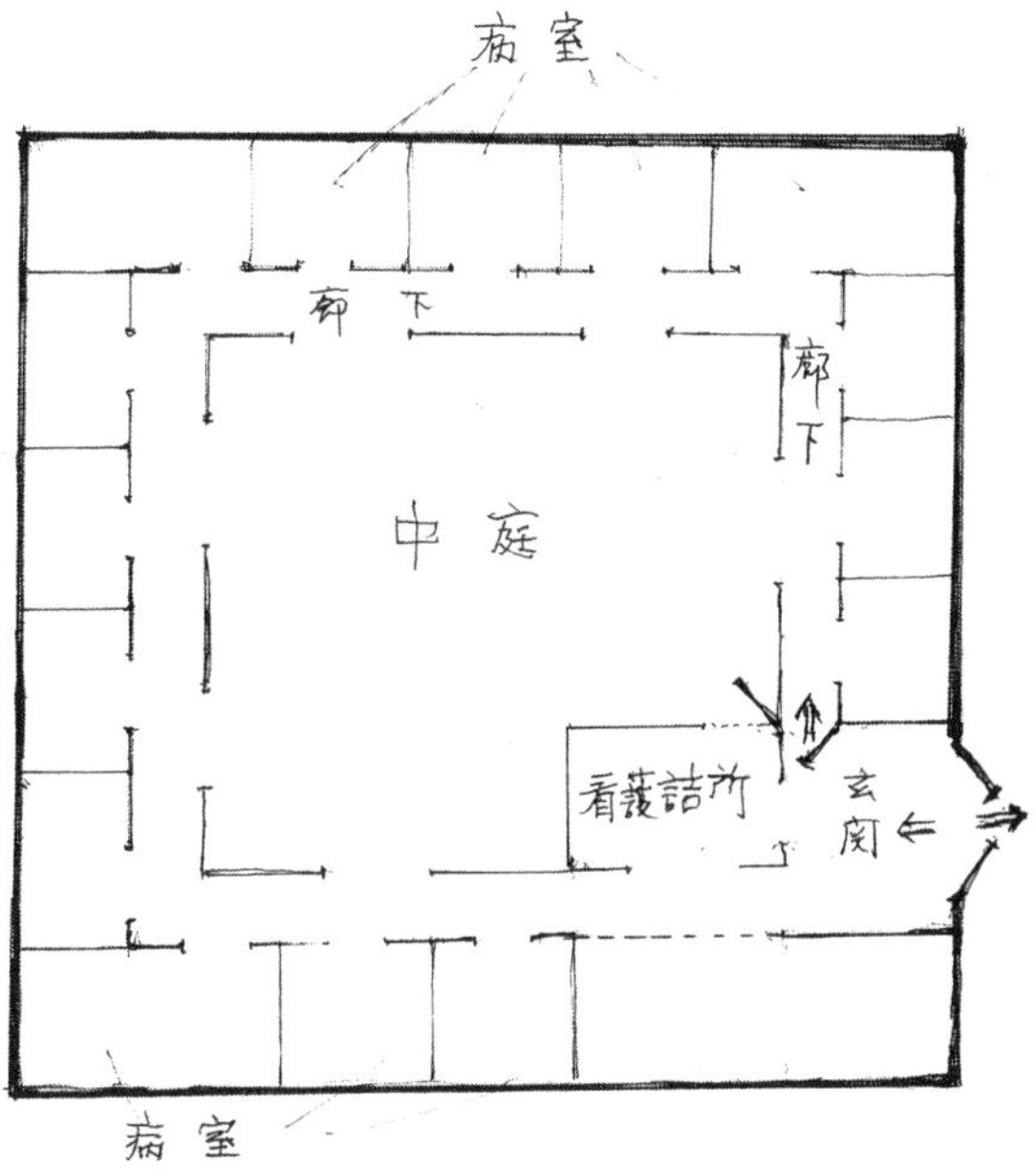

図4

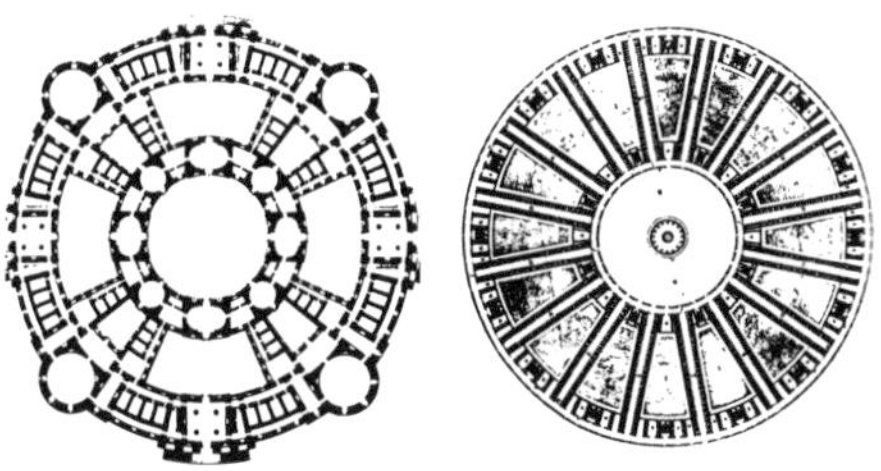

図5　18世紀末、刑務所（左）と精神病院（右）の設計図。中央は高い塔：周辺を監視する（gardes fous より）

院に収容された人たちだけでなく、一般市民にも同様な形で身体に浸み込むようになった。昨今での防犯カメラを連想せざるをえない。

図2（第一章一七頁）に示した中庭に憩う患者たちも病室で休んでいる患者たちも、右下に図示されている看護詰所からつねに監査されていることになる。それを患者たちが意識していようといまいと、彼らにとっては重圧となっているにちがいない。つねに監視者に見張られている。図2に示した日本の精神病院建築の構造は、西欧の垂直型パノプチコンと同じ効果をもつ水平型パノプチコンと呼ぶことができよう。

1号館（男子入院受け入れ病棟）の構造

図6に描いた二重線（⇑⇓）に沿って、私たちは1号館という名の病棟の前に立つ。病棟玄関の鍵を開けてエントランスに入り、エントランスからまた鍵付の鉄製扉を開けて、ようやく病棟の廊下にたどりつくことができる。この1号館は外界から二重の扉で隔てられていることになる。

病棟に入ると右側に看護詰所、左側の奥には畳の大部屋、正面の廊下はまっすぐに延びていて、その廊下の右側に六畳の部屋が五つほど並んでいる。この1号館は二階建てであるが、二階もほぼ同じ構造といっていい。すべてがまだ畳部屋であり、ベッドが置かれているのは二部

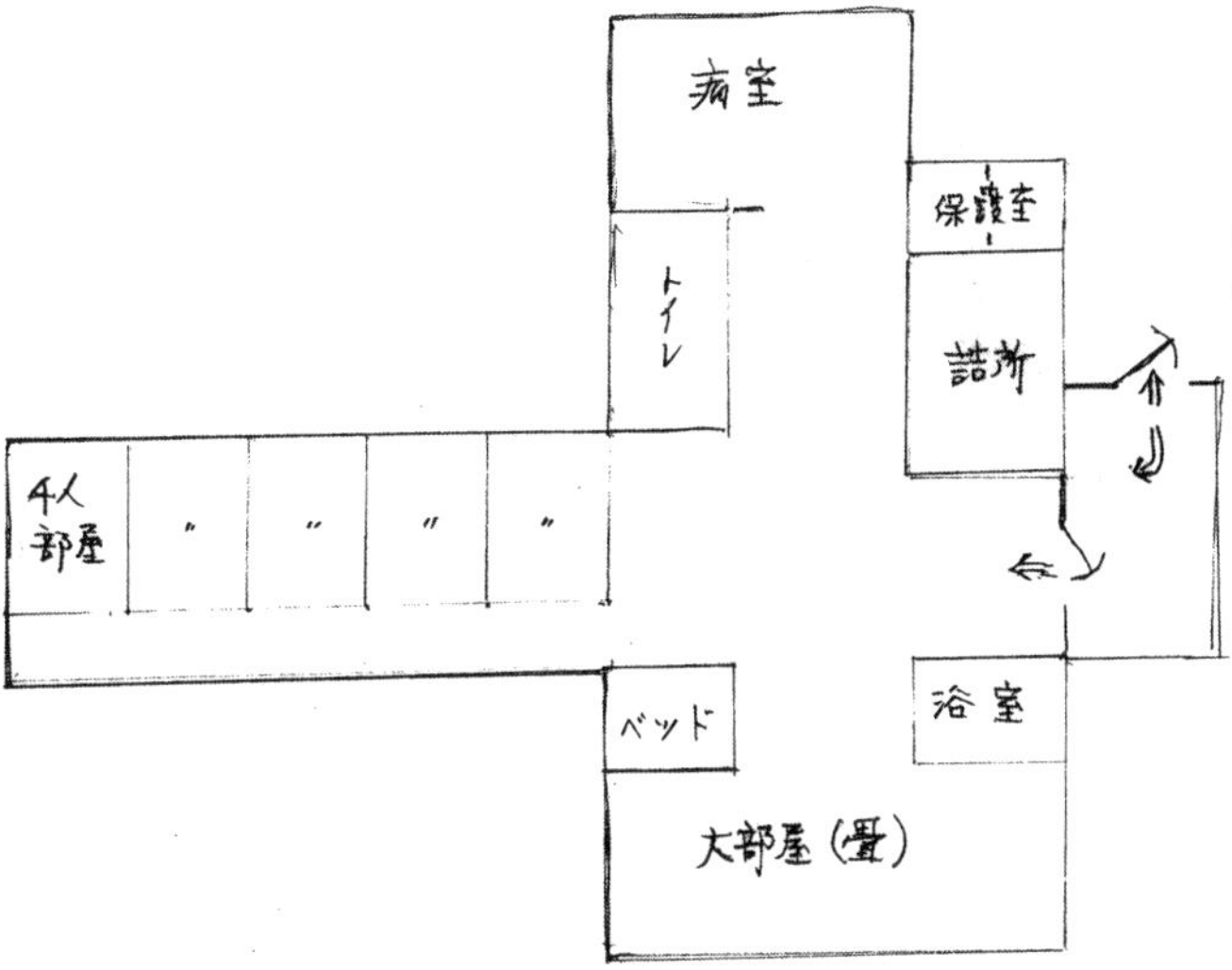

図6　1号館　病室配置（2階もほぼ同じ）

屋ほどであり、ベッドの数は十ほどでしかなかった。一般住宅はまだ畳部屋からなっていたし、畳部屋のほうが患者を詰め込むことが容易だったのかもしれない。

一階左側にある大部屋は二〇畳ほどの大きさで、そこに十五～二〇名ほどの患者が雑魚寝する形となっており、敷き布団が重なり合うような混み具合である。昼間は夜に敷かれた布団がたたまれ、壁沿いに山のように積まれることになる。

廊下に沿って並ぶ六畳部屋は、それぞれ四名の患者の寝所、居所となっている。廊下とこの六畳部屋との間には仕切り障子の桟が残っているものの、障子そのものはなく、廊下と居室とは筒抜けの状態であり、プライバシーの保護などは当時では考慮の外にあったのであろう。二階の六畳部屋もほぼ同じ構造となっているが、この五室はそれぞれ三名ずつであった。ただし、この畳部屋に入るには一日に一〇〇円か二〇〇円かの差額料金を負担しなければならない。

この1号館には、八〇〜九〇人ほどで満床になるはずであるにもかかわらず、ときには九〇名を超えて法令基準に違反する患者数を擁したこともある。患者たちは大部屋に詰め込まれるが、ときには廊下に簡易ベッドを置いて収容に応えざるをえない。このような現実も自治体衛生部の監査などでは大目にみられていた。それほどまでに、入院収容主義が優先されていた時代と思うほかない。

病棟の中、患者たちの暮らし

先に触れたように廊下や各部屋の窓は、縦六〇センチ、横三〇センチほどの中央回転式鉄格子が嵌め込まれている。昭和も十年代に建てられたというこの病棟の壁は粗雑なコンクリートむき出しであり、その格子窓の鉄はすでに錆を帯びて完全に閉じることはなくなっている。夏は激しい夕立がこの窓から降り込んで布団や畳を濡らし、冬は冷たい空気がそして雪さえもが容赦なく眠っている患者たちの枕元を襲う。患者たちは寒くて眠れないはずだ。それをクスリで無理にでも眠らせようとする、それが私たちの職務の一つでもあった。

この閉じられた空間で、患者たちはどのように過ごしていたのだろうか。「この狭い空間に、よくもこれほど多数の人びとを収容できるものだ。これが刑務所であれば、たちどころに収容者たちの反乱が起きるであろう」とは、司法精神医学界で名をなした一精神科医の述懐であったが、この言葉が今もなお実感として蘇ってくる。

病棟には、一階大部屋の天井近くに据え付けられた十四インチ型白黒テレビが一台あるだけである。野球の中継放送などに関心を示す人もいるが、ほとんどの患者は無関心である。ときには、この大部屋に卓球台が持ち込まれて畳の上に据えられ、ピンポンに興じる人たちもいる。マージャン、碁、将棋で遊ぶ人たちもいるにはいる。これは八〇〜九〇名の患者のうち、ごく限られた人たちが常連となっているにすぎない。残る七〇名ほどは、ほとんどが畳部屋の壁際に積まれた布団の一部を枕にして横になっている。「退屈」とは、相当に苦痛なものであるはずだが、患者たちはその退屈に慣れ切ってしまった感がある。後年、イギリスの精神科医ウィング Wing[1] が「臨床貧困症候群 Clinical Poverty Syndrome」という名で、慢性患者の無為状態とその人為的要因に私たちの関心を促していることを知るが、当時は、ただゴロゴロと寝そべっている姿に驚くばかりであった。こころの動きが止まるようなことはない、それも私たちの気づかないところで動いている、そのような事態を新人医師が知るにはまだまだ時間が必要であった。

作業療法という名の「内職」も、この病院ではその機会が少なかったように思う。当時、国立武蔵療養所や松沢病院など関東の大規模病院では、作業療法や遊戯療法などが積極的に推進され軌道に乗ろうとする時代であり、この作業・遊戯療法から分裂病患者の特性を引き出す論文も発表されていたが、(2)この関西の小規模な私立病院ではその種の作業療法を導入する機運にはまだ乏しい状態であった。けっして広くはない中庭で、ありきたりのラジオ体操やキャッチボールで身体をほぐす試みをはじめたりしてみたが、それも組織だったものではなく、そのときどきの職員の気まぐれであり、時間の許す範囲のものでしかない。週に二人、三人と入院してくる新しい患者の対応にほとんどの時間を割かれてしまう。この1号館は、二〇代、三〇代の患者が大半をしめており、その三分の二ほどは三ヶ月から半年で退院してゆく。残る三分の一ほどが退院できず病棟に居ついてしまう「沈澱組」となっている、言葉は悪いがそう呼ばざるをえない現実がこの1号館にはあった。しかも、この長期に入院している患者たちに関心を注ぐのは時間的にむずかしく、彼らの無聊を慰める配慮はどうしても後回しになってゆく。

この1号館男子入院病棟で目にすることのできた患者たちの暮らしぶりを、思い出すままに素描しておきたい。

入院患者八〇名余の約七〇〜八〇パーセントに「精神分裂病」という診断が下されていた。

精神障害は、一九八〇年にDSM－Ⅲの診断基準が日本にも普及し、その診断が多様に細分化されるようになったが、一九六〇年代はまだクレペリン流の精神分裂病と躁うつ病という二大精神病のなかに、大雑把に収められる傾向にあった。もともと精神発育遅滞にあって精神病症状を呈する患者も、今日のように「発達障害」として扱われることもなく「接枝分裂病Pfropfschizophrenie」の名で分裂病圏内の疾病として一括されていた。

躁うつ病は、ほとんどが躁病期の入院であり、これはクスリで抑えるしかない。

当時はまだ、この1号館にも二、三名の進行麻痺（梅毒性精神病）の患者もおり、アルコールや覚醒剤に依存して精神病症状を呈する人たちも入院している。戦争直後は、覚醒剤中毒患者が相当数この病棟を埋め尽くしたと耳にしたが、一九六〇年代になると、その数は著しく減じていた。新しく開院した精神病院に収容されていた可能性が大きい。

入院患者のしたたかさ

畳の上に寝そべっていて一見怠惰とも無為無関ともみえた人たちも、二、三ヶ月の間担当していると、その人たちなりに、かなりの力動のなかで生活していることがわかってくる。閉鎖病棟に閉じ込められた患者集団には、それなりの特異な秩序あるいはシステムが出来上がっていることに気づかされる。一つの「社会」が築かれているのだ。とくに時代劇映画に見られるような「牢名主」と目される患者がいるわけではない。しかし、一患者を中心にした二、三の立派な交換社会が形成されている。もちろん、その社会に属さない患者たちも少なくはないのだが。

その一つはオヤツの交換であろうか。閉じられた空間で生活する人たちにとって、口唇欲求はここでその満足を許されるもっとも強い欲求なのであろう。食事時、何の合図もないのにその時刻になると、彼らはこぞって廊下に列をなして配膳車の来るのを待っている。相当に人格水準が低下したとみなされる患者ですら、この待機は秩序立ってなされている。

病院食はさほど粗悪なものではなかった。学生時代、質素な食事に耐えてきたせいか、私の味音痴のせいだろうか。ただ、入院してきた患者のうちで、この病院食を「ご馳走だ」と評する人が少なからずいて心を動かされたことを憶えている。この時代、庶民の生活はまだまだ貧しかったのだ。

当時は家族との面会ですら、家族への暴力、無理な要求を抑えるべく、あるいは病棟に何か危険物が持ち込まれるのではないかとの懸念のもとに、看護者の立ち合うのが通例であった。その面会時に差し入れられた煎餅や飴などが、その場に立ち合った看護者の許可を得て患者に手渡される。面会を終えて病室に戻ると、彼らはたちどころに他の多くの患者たちに取り囲まれ、その当人は必死にこのオヤツを守らなければならない。すぐにも奪い合いの犠牲者となる人もいる。弱い患者は強い患者にこのオヤツの一部を差し出して他の患者から守ってもらうというシステムも出来上がっている。

その最たるものはタバコであろうか。家族の経済事情により一日五本から十本ほど許されて支給されるタバコは、患者たちにとってもっとも貴重なもの、「交換貨幣」とまでなっている。タバコ一本が煎餅五枚～十枚と交換される。ある患者などは空き缶に数十本もの煙草を蓄え、それを死守するかのように肌身離さず所持していた。ときどき他の患者からオヤツを取り上げ、その代価としてタバコ一本を手渡したりしている。

卓球やマージャンにも、それなりのルールがあるようであり、もちろん賭けマージャンの賭け金はタバコであった。

風呂場の掃除は、二名のてんかん（性）精神病者が自ら進んで担当し、その仕事に没頭している。ときにはこの二人が競い合うこともあった。病棟社会が産み出したものなのか、てんかん（性）精神病の患者に特異的な嗜好なのか、いまだにわからない。

なお、錆びた鉄格子の隙間から「閉じ込められている、助けてくれ！」「警察に連絡してくれ！」などと書かれた「投げ文」が1号館から外の道路に飛ばされる光景も記しておかねばならない。この「投げ文」は、一九八四年の時点でも宇都宮病院で頻発していた。

また、1号館二階廊下の西南の一角には若い人たちがたむろして2号館女子病棟東北にいる女の子たちと愛の交換をしている場面も見られた。彼ら彼女らは鉄格子を隔ててしか愛の交換ができない。精神病院に入院を余儀なくさせられている人たちにとって「性」はどのように扱われているのか、今でもふと思う。

担当医として家族に会う

患者を見舞った家族が、その患者の病状を尋ねるべく担当医に面談を求め、それに応じる機会も次第に増えてゆく。当初は入院している患者の対応にばかり追われていて、「着任したばかり」を理由に家族との面談も簡略にせざるをえなかったが、二、三ヶ月もすると、この家族との面談が、患者一人ひとりの病像の背景を窺わせる貴重な情報源であることがわかるようになる。努めて家族と会うようになった。おそらく診療時間の五分の一ないし六分の一ほどは、この家族との面談に割くようになっていたのではないだろうか。

その中で新人の精神科医として衝撃を受けた一家族のエピソードをまず紹介しておきたい。

A君はすでに四、五年もの間入院している。男子入院受け入れ病棟でも、いかにしても退院させることができず、いたずらに時を経て長期の在院を余儀なくさせられている患者はいる。A君もその一人であった。病棟内ではそれなりに安定を得てはいたため、これまでの担当医も強いて家庭への「外泊」を試みていたが、その外泊のつど家族に対する暴言、暴力が出て、外泊も不成功のまま帰院してくることが繰り返されている。両親はすでに高齢となり、A君の家族はその実権が兄の世代に移ろうとしている。強いてお願いした今回の外泊も、家に帰ればまたA君の粗暴行為が再燃し、家族は総出でA君を病院に連れ戻さねばならなかった。

このときA君の兄は訴える。「先生、なんとかAを楽に死なせてやることはできないでしょうか。本人も苦しいでしょうが、私たち家族も苦しい。安楽死させるしか、今は考えられない」と。「処分」という言葉まで、その兄の口から洩れていた。このような家族の空気のもとに帰れば、患者の粗暴行為出現も当然のことかもしれない、そう単純に考えていた。

藤縄昭先生の初期の論考[3]に「病院内寛解」という概念が提示されている。

病院では十分に寛解といえる状態を得ているのに、いったん外泊で家庭に帰ると幻聴が再燃してくる患者を例として挙げながら、「分裂病者が病院にいる限りでは、主観的症状はなく、病院社会に適応し、心的平衡をたもつことができ、客観的にもいわゆる寛解状態を維持しつづけるのに対し、ひとたび病院を離れるとただちに症状があらわれて、病像は悪化し、そしてまた病院に帰ってくると、まもなく心的平衡をとりもどして寛解状態をきたす……、病院が仮の故郷となるような第二の現実を患者が作ったわけで……、病院は自己愛的に安定する世界として利用され、開かれた世界との対決を避ける場所を提供する可能性があるのではないか」と記し、患者が病院という特別な環境で安定してしまう現象を鋭く指摘していると同時に、心理療法などによって患者―治療者間に濃密な人間関係が樹立されると、かえって患者の家庭内復帰を妨げるのではないかと、精神療法の限界にまで言及している。

一般論として、病院は患者にとって庇護的な空間でなければならない。それが庇護的であればあるほど、刺激の多い外界への出立をむずかしくすることになる。統合失調症を病む人たちは、この環境の落差にことのほか敏感に反応する。だからといって、彼らにとって病院が居心地のよい空間であるかと問えば、けっしてそうとはいわないであろう。

A君は、家族にとって忌避されるべき「生きていてほしくない」存在になっていた。年老いた両親を抱える兄弟たちにとっては、「邪魔な」存在になっている。この忌避感情が露骨な形でA君に直接投げつけられることはないにしても、外泊時の生活の衣食住のすみずみにいたるまで、この感情が見え隠れしつつA君に伝えられているだろうことは十分に想像できるところである。抑えられた感情が歪んだ形でA君に伝えられ、A君のほうも歪んだ形でそれに反応して家人に対する粗暴な言動におよんだのではないのか。

家族の苦悩、悲惨

このA君とその家族の申し立てを、看護長と詰所で話し合う機会があった。そのベテラン看護長は、「先生、患者を抱えた家族の苦労も大変なものです。われわれの想像をはるかに越えるものでしょう。心理的な問題もさることながら、経済的にも大変なことはすぐに伝わってきます。以前（一九六一年の国民皆保険制度施行前）には、家の田畑を少しずつ切り売りして入院費を賄わねばならない家族もいましたよ。家の財産をすっかり消尽しつくした家族もありました」と述懐する。

そのようなお金によって、この病院の院長、副院長は長者番付に名を連ね、アメリカ車のリンカーンやビュイックに乗っている。院長や副院長を批難しているわけではない。私たちも看護者たちも、また病院の職員全体が、そのお金のオコボレにあずかっているのだ。

「世の中には、このように、他人からみれば、やりたくない仕事を引き受けねばならない職業もある。だから、その〈やりたくない仕事〉を引き受ける、その代償として、ある程度過ぎた報酬を得ることも世間では許されることなのかもしれない」。これはある先輩の言であった。

この種の経済的な負担に対して、入院費の自己負担費用を支払わない「未払い」家族も当然出てくる。病院事務は幾度も支払いの請求をするが、それには応じず明らかにその請求を無視している家族もあった。ある患者Bの家族は、さほど貧窮しているとは思えないのに、支払いが滞っている。ついに病院は業を煮やし「自主退院」という形にして、この患者を自宅の玄関前まで搬送し、そこに置き去りにするという処置をとる。それにも、私は同行を迫られた。丁寧なことに、その玄関先に立っている患者Bを写真に収めた上で、職員と私は逃げるようにして病院に帰ったことを思い出す。病院としては「証拠」が必要であった。そのための写真撮影である。Bは家族からも病院からも見放された、文字どおりの「棄民」であった。

曽根崎太郎、梅田チカ子という名の患者

3号館、5号館の慢性病棟には、曽根崎太郎とか梅田チカ子とかいう名の患者がいる。曽根崎さんは大阪駅前曽根崎警察署前の路上で放浪していた人、梅田さんは大阪駅梅田地下街の階段脇で生活していた人だと聞いた。自ら名乗りをしないのか、名乗りができないのか。そのために、この種の名前がつけられている。今日でいう「ホームレス」の人たちだ。戦後の「浮浪者狩り」の対象となって、二〇数年後の今日も精神病院慢性病棟から退院できないままに、つつましく病棟の片隅で日々を送っている。一九七〇年ごろから、病院の開放化が精神医療従事者たちの目標の一つとされ、患者たちを開かれた社会に戻す試みがはじまったが、曽根崎さんや梅田さんたちは、この運動の波にも乗ることができなかったのではないか。

この人たちの生活ぶりは、すでに病院という環境に過剰適応してしまっており、新しい環境に移る意欲もすっかり萎えてしまっている。病院で実に「つつましい」生活を送っている。た

とえば、生活保護支給金が相当額に達していても、新しい衣類などを購入する気持ちもない。支給金をある程度消費するために、看護者たちが購入した服も、それを着用せず、私物ケースに納めたまま、これまでの古い衣類を着て過ごしている。そして穏やかに静かに病棟の片隅で生活している。

このような人たちがいてくれるからこそ、病棟の平穏が保たれているのではないかと考えることもあるほどであった。粗暴な行為ゆえに病棟の平穏を乱す人たちのいるなか、この人たちは病棟の「緩衝帯」としてなくてはならない役割を果たしているのではないか、と。

5号館（男子慢性病棟）の風景

慢性の男子患者を収容している5号館は、私の担当病棟ではなかったが、常勤の医師がいないこともあって、ときどき緊急の治療のために訪れなければならないことがあった。この5号館も、当時はすべて畳敷きの相部屋、一階、二階と合わせて五つの大部屋があった。いずれも三〇畳ほどの部屋に十五、六名ほどの患者がすし詰めの状態で収容されている。この5号館では、私の着任する三年ほど前に一人の看護者が数人の患者によって謀殺されたことはすでに記した（第二章）。このとき八〇名余の患者を擁しながら、夜勤は殺された看護者の一人勤務であったと聞く。1号館で二人勤務をしている看護者の一人が、一時間ごとに5号館を訪れ一人勤務者の補助をする体制であったらしい。それほどまでに精神科看護も人員不足の状態であった。

この病棟は頑丈なコンクリートの壁に囲まれ、それぞれの部屋は汗と熱気が満ち溢れその臭いが鼻を衝く。まさしく精神病院の「臭い」であった。

そして毎年の夏、高熱を発して死亡する患者が一、二名いた。今日でいう「熱中症」であったのであろう。病院事務に「せめて扇風機の設置を」と要請したが、天井から釣り下がる扇風機を設置することの危険を心配する病院が動き出すまでにはかなりの時間を要した。やっと天井に釣るされた扇風機の直下は、一部の患者たちが占拠してマージャンを楽しんでいる。他の患者たちは暑苦しいコンクリート壁の片隅に追いやられている。ここでも1号館と同じように、強い患者が病棟生活の隅々までを取り仕切るシステムが出来上がっている。一つの集団が生まれると、そこに所属する人たちの生活の隅々にまで一部の人の支配力をおよぼすシステム、それらが自然発生的に出現してくるのは避けられないことであろうか。

看護職を代行する患者たち

他の患者たちを支配下に置くという強い患者とは別に、ベテラン看護者と同等の役割をこなす患者も現れてくる。この種の人たちは、良い意味でも悪い意味でも、閉じられた病棟生活の中でなんらかの役割を身に着けた、あるいは身に着けさせられた、ということになろう。1号館で見られた、好んで風呂掃除をするてんかん（性）精神病患者と同じように、5号館でも廊下や部屋の掃除、医療器具運びなど自ら進んで手伝ってくれる患者たちがいる。盆踊りや運動会などでは、いちだんとその能力を発揮して看護者の仕事への積極的な協力を惜しまず、その役割をこなしてゆく。

六〇歳にもなろうかと思われるオジさんは、院長本宅の脇に住んでいて、本宅や病院玄関、待合室、医局の掃除を、また庭の手入れを黙々とこなしている。昼は医局に厨房から医師向けの食事を運び、冬には医局の練炭火鉢に火をおこしてくれる。この人も、実は五、六年前までは5号館に入院していた「措置入院」患者であった。5号館で看護者の補助役を忠実にこなし、その忠誠ぶりが見込まれて閉鎖的な病棟から解放されて、本宅玄関脇の部屋での寝泊まりが許されることになったのであろう。月に一度ほどは、病院事務からなにがしかの小遣いを与えられて映画を観に行くのが楽しみだ、という。自治体衛生部の監査の日には、夕刻まで大阪ミナミのデパートで過ごしてくるよう、病院の事務から申し渡される。措置入院患者であるのに、病院の雑務に従事している人になっていることを監査で知られるのは、病院としてもっとも警戒すべきことなのだ。

精神医療改革運動が盛り上がったとき、このように患者を病院の雑務に従事させることは

「使役」だとして糾弾された。作業療法などといった名目で患者を働かせることは、まさしく「使役」に違いない。

しかし、このオジさんを現在の仕事から解き、閉じられた5号館に舞い戻させることはできない。彼は十分に現在の職務に満足している。アパートに退院させる方策を講じる方法も当時は思い浮かばなかった。それができたとしても、はたしてこのオジさんは、アパートでの独り暮らしをはじめることができるかどうか。現在の生き方を病院の外で準備する具体的な方法はなかなか浮かばない。長い精神医療の歴史が、このような人たちを作り上げてしまっている。「使役」が多数の患者におよび、それが病院の慣習として定着してしまうことは避けねばならない。しかし個別にこのオジさんの例に接していると、それがすぐにも禁じられるべきだとは考えられなかった。制度と個別具体例とのギャップに悩まざるをえない。

処遇のむずかしい患者たち

このオジさんのように病院という隔離収容所に馴化してしまった人たちとは逆に、社会にも病院にも適応しない（適応できない）人たちもいる。こころを病むというよりは、どうしてもその人の人柄、人格の偏りが目立ち、家庭にも社会にも馴染めず、周囲とトラブルを起こし、ついに警察や福祉を介して病院に収容される。病院に収容されても、その病院にも適応できない。おとなしい患者からはオヤツなどを取り上げたり怯えさせたりし、あるいは巧妙に患者たちを操って職員への反抗を組織したりして、病棟を混乱させてしまう人たちだ。スタッフのわずかなミスをあげつらい詰所に迫ってくる。いわゆる「処遇困難」といわれる人たちだ。何ヶ月も保護室に閉じ込めておくこともできない。

この種の人たちを、クルト・シュナイダーは、精神病とは別のカテゴリーである「精神病質人格」という名で記載し、人格の問題として取り扱おうとした。数年後には、この精神医学概念は医学の概念の枠を超えた社会的な判断だとして、厳しく議論が交わされることになるが、個人として病棟を管理・維持する立場に立つと、どうしても困惑だけが残ってしまう。

そのような患者たちは、ときに他の病院に転院させるようになっていた。「良心的」といわれる病院は、このような「処遇困難者」といわれる人たちを「劣悪な病院」に送り込むことによって成り立っていたのかもしれない。この時代、次章で述べるような新設病院が次々と設立され、彼らを引き取るに躊躇しなかった。また、大阪精神科病院協会は、各病院がこの「処遇困難者」を「三ヶ月ずつ」「預かり」、その三ヶ月が過ぎれば次の病院に「たらい回し」してもよい、という暗黙の協定まで結ばれていたらしい。患者は病院の内部事情に通暁しはじめたころに、次の病院へと転院させられてゆく。

私立精神病院の経営者たちからは、「このような処遇困難な患者こそ、自治体病院が引き受けるべきだ」という声が上がるようになっていた。

この問題は、「保安処分」問題の議論を経て、ほぼ三〇年後に「医療観察法」*に引き継がれてゆく。それは刑法犯に問われるべき罪を犯した精神障害者を主な対象とした法律であって、マニフェストにはならない処遇困難例に悩んでいる病院はまだまだ多いはずである。処遇困難者を生んだのは、収容主義の精神病院であり、ひいては収容政策を推進してきた社会なのだという抗議がどこからか聞こえてきそうである。はたしてそれだけであろうか。

精神病院の変化、その兆し

精神病院で医療に携わる精神科医が少しずつ増えてきたそのころ、これまで述べてきたような病院に内在するさまざまな問題が徐々にながら明らかにされはじめた。その第一は、病院の閉鎖性が問われ、ここから病棟の開放化への試みをはじめる精神科医が現れている。院内作業療法も藤沢敏雄(4)、小沢勲(5)らによって批判的に論じられ、退院してゆく患者たちが社会に復帰するための「中間施設」**も設置されはじめていた。「中間施設」が「終末施設(第二種病院)」になるという批判があったものの、ともかく病院から退院して行くことは歓迎すべきことであった。退院した患者が、その寛解状態を維持するために通院する外来診療も軌道に乗りはじめている。抗精神病薬の普及もあずかって大きかったのであろう。関西圏では浅香山病院の長坂五郎先生たち[6]がその先鞭をつけていたと記憶している。

一九五九年には、「病院精神医学会」や「地域精神医学会」という集会が、関西では三重県立高茶屋病院院長井上正吾先生らが中心となって、組織されている。精神神経学会や精神分析学会、また後に設立された精神病理・精神療法学会などが、もっぱら大学を中心にした学術研究をめざす集まりであったのに対して、これら新しい精神医学会は現実の精神病院の臨床実践から、精神医療に内在する問題を明らかにしようとする意図から組織されたものであった。退院促進、退院者のアフター・ケア……などを話し合う会であり、五、六年後にはこの会に参加する精神科医も多数を数えるようになった。それだけ精神病院で臨床に携わる人たちの数が増えてきたのかもしれない。なお、この「病院精神医学会」は「地域精神医学会」と合併して、一九八五年には「日本病院・地域精神医学会」と衣替えし、近年では五六回の集会を開催する

＊ 医療観察法：「心神喪失等の状態で重大な他害行為を行った者の医療及び観察等に関する法律」の略称。二〇〇五年七月に施行された。重大な他害行為を行った者が、精神障害のために、その行為に対して、十分な責任を問えない状態にある場合、適切な医療を行うことで、病状の改善と同様の行為の再発防止を図り、社会復帰を促進することを目的として定められた。この法律下で入院治療を行う病床は、全国に三〇施設七九一床ある（二〇一三年十一月一日現在）。

＊＊ 中間施設：医療を目的とした病院から地域での生活へ移行する中間の施設の意味。病院ほど医師や看護師が配置されているわけではないが、施設利用者当たり若干名の医師・看護師、その他の医療・福祉に従事する者が配置され、自宅での生活に比べれば、保護的な環境として機能する。

まで発展してきている。

患者を中間施設へ送る試み

微力ながら私も、当時開かれたばかりの中間施設を利用したことがある。地域保健所の保健婦からの催促もあって、二、三名の患者を中間施設に送り込むことにした。病院で寛解状態を得てすでに数年も病棟生活を送ってはいるが、退院を受け入れる家族がなく、またいてもその家族が受け入れを拒否しているがために、余儀なく入院をつづけなければならない人たちがいる。この人たちをどうしたらよいのか。当時はまだ社会復帰施設は整備されておらず、また社会復帰をアレンジする精神保健福祉士（ケース・ワーカー）もいない。せいぜい地域保健所保健婦を唯一の相談相手とするしかない、という状況である。

一方、病院経営者としては、この種の寛解状態にある患者を入院させておくことは、安定した入院費が診療報酬として入ることになり、「入院患者は病院の一種の財産」とまで囁かれていた時代である。患者のほうも、この慣れきった病院生活にある程度満足しており、社会に戻るには、私たちの想像を越える不安を抱いていたにちがいない。

寛解状態にある患者を中間施設に送り込むことは、病院事務も大阪府衛生部へのアッピールにもなると考えたのか、あえてこの試みに反対はしなかった。保健所の協力のもと、病院の車を利用して、一人ずつの移行をはじめる。その中間施設は、大阪府も南、和歌山に近い泉佐野（現在の関西国際空港近く）にあって、高速道路はまだなく、地道を走らせて二、三時間を要するところである。その移動中、車に慣れないCさんは車酔いで嘔吐し、病棟では観察されたことのない、統合失調症特有のあの「とがり口」を頻発させている。やはりCさんは相当の緊張状態にあったのであろう。

目的とする中間施設は泉佐野の街から数キロもはずれた山里の中腹にあって、かつては農家であっただろう土地に、文化住宅風の古い建物を利用したものである。その職員は、農耕や内職などを用意している、と教えてくれてはいるが、その案内はとてもCさんの耳には入っていないようであった。ただ四畳半の部屋を一人で使用できるのは、Cさんにとって、あの狭苦しい病棟生活よりよいにちがいない。これは当事者ではない私の独り勝手な判断だったかもしれない。Cさん以外のもう一人は、この施設に馴染めず、結局症状が再燃して病院に舞い戻り、がっかりさせられた。残る一人は消息がわからないまま数十年が過ぎている。

その後、Cさんがどうしているのか気にはなったが、日常の多忙さにまぎれてその消息をつかめないままに時は過ぎて行った。

私がS病院から大学病院にその所属を変えてしばらく後に、このCさんから年賀状が届いて驚いた。おおよそ十数年ぶりの音信である。どこで宛先を探し出したのだろうか。その年賀状には、近くの町工場で仕事に就きそれをつづけている、との報告が記してある。やはり精神科医として「嬉しい」便りであった。その後も、年賀状の交換はつづいているが、Cさんが何をしているのかの報告はなく、私の方もあえて詳細を尋ねることを控えている。住所が同じであることから入院はしていないはずだ、そのように思うにとどめておいたほうがよい、と考えている。

Cさんとは、さほど濃密な治療関係を結んでいたわけではない。八〇〜九〇名ほどの患者の中から、この患者なら病院でなくても施設でも生活してゆける人ではないか、とただ漠然と判断しただけの間柄である。そのCさんが、十数年後に便りをくれ、その後も年賀状の交換がつづいている。

総合失調症の人たちは、ちょっとした人との出会い、取るに足らない些細な配慮に敏感に反応してくれる人たちなのかもしれない。

第四章
精神病理学ことはじめ

精神科勤務医の孤立感

S病院の医局は小林秀雄先生と二人だけのことが多く、またそれぞれが病棟の仕事に追われている。お互いに患者について話し合うようなこともなかった。小林先生は1号館にどんな患者が入院しているのかわからなかったし、私もまた2号館にどんな患者が入院しているのか知らないままである。昼食をすますと、二人ともソファーに坐って足を投げ出し二、三〇分ほどの仮眠をとっていることが多い。

いきおい自分の診療している患者は自分だけで判断してゆかなければならないが、自信がない。前章で記したように病院には太田、岡田、笠原先生たちが医局に出入りしていたが、それも一、二ヶ月に一度程度で、自分の担当している患者についてその疑問点を相談する時間はほとんどない。仕事が終わって殺風景な宿舎に戻っても何もすることがなく、今日診察した患者たちの名を書き出し、それぞれに印象に残ったこと、疑問を残したことなどを綴る作業で、その日その日が過ぎてゆく。また今日に比べて、精神医学関係の雑誌、出版物ははるかに乏しかった。また同期の浜田貞時（京都府立洛南病院）、関口英雄（四日市日永病院）、浅見勗（和歌山県立五稜病院）君たち同期の者とも二、三ヶ月に一度ほどは会うようにしていたが、それぞれの勤務地が離れ離れで、ゆっくりと語り合うこともできない。

どこかで、自分の担当している患者について語り合う話し相手、相談相手がほしい。

京都大学精神医学・精神病理学研究グループ

毎週水曜日の午後三時ごろから、私たちの大学の教室では各研究班から研究成果が発表され、それに対して教室関係者全員が自由に質疑応答に花を咲かせたり、単なる感想を述べたりする集いが催されていた。学会で自分の研究成果を発表するその「予行演習」の意味も兼ねていたらしい。大学病院に籍をおく人たちだけでなく、二〇人から三〇人の教室関係者が、それぞれの赴任先病院から駆けつけて、この「演習」に参加していた。それぞれが病院での診療に忙しく、毎回の参加は望むべくもなかったが、この会に参加することによって、自分たちが勤務する病院の現状、新しい精神医学の動向などを語り合ったりする情報交換の機会ともなっていた。

その演習の時間が終わって軽い夕食をすませた後、教室の精神病理学研究グループは医学部同窓会組織が持つ「芝蘭会館」に集まっていた。この研究会には私もできる限り参加させてもらった。S病院での診療が終わって、急ぎ電車に乗り、そのなかで三、四〇分の仮眠をとり、どうにかこの精神病理学研究グループの会がはじまるころには京都に到着できる。

研究会というよりは雑談会と呼ぶにふさわしい、サロン的な雰囲気のもと、誰もが思いついたことを自由に発言できる気楽な会であった。

常連は加藤清先生、笠原嘉先生、藤縄昭先生など、大学で助教授、助手の任にある先生。そして木村敏先生もときどき顔を出していた。木村先生は、勤務先が滋賀県と三重県との県境に近い水口病院であったせいか、毎回の参加はままならなかったようで、会が終わると自動車を駆って急ぎ山奥の病院宿舎に帰ってゆく。その他は、近隣の病院で仕事をしている先輩、私のような新人が聞き役として末席についていた。

加藤清先生のこと

このサロンを主導していたのは、笠原、藤縄先生たちのほぼ十年先輩、私たちの二〇年先輩にあたる、加藤清先生ではなかったろうか。先生が論文として書いたものはきわめて少ない。しかし、先生が発する言葉は、一言ひとことがすぐれて刺激的であり、どこか宗教的カリスマが宣託を下すような雰囲気を醸し出す。

「あの患者ネ……、みなも知っているあの患者……、今日この暑さのなか、精神科の庭で、一時間も二時間も、直立の姿勢で動かなかった。汗びっしょりでも、微動だにしなかった……。あとで尋ねてみると、「自分は木になっていた」というんだ。すごーい体験だねー……」

おそらく亜昏迷*と記述される状態にあったのだろう。なにが「すごい！」のかもうひとつ判然としない。しかし、加藤先生の言葉を介して伝えられると、本当にその「すごさ」が感じられるようで不思議である。

無断離院した患者の後をついていったというエピソードも面白い。

「夕刻の七時過ぎ、帰宅しようとしたら、病院の近くの道でその患者を見かけた。どうも何も告げずに病院を抜け出したらしい。どこへ行くのか後をつけてみたんだ。なんとなく、ボクはただ患者の後ろを歩いてゆく。ゆっくりとネ。三時間、四時間も経っただろうか。すると、患者のほうもどうやらボクに気づいたらしいんだネ。しばらくして、患者のほうから「先生、一緒に病院に帰りましょうか」というんだよ」。

夜になってこの患者のいないことが判明し大騒ぎしているだろう病棟にはなんの連絡もせず、また患者になんの言葉も掛けず、ただただ患者の後を歩いてゆく。いかにも加藤先生らしい。

当時「精神病理・精神療法学会」が発足して、そのシンポジウムで「「精神病理・精神療法」というこのナカグロ（・）の意味を問うことこそが私たちの責務である」と述べていたのも、私たちを戸惑わせた。どこか神秘めいた語り口であり、なにか意味がありそうではあるが、その意味を言葉で言い表すことはむずかしい。そのシンポジウムで発表された「精神分裂病の〝治癒〟とは何か」[1]で、分裂病の治癒する契機は「患者が〈故郷〉希求性に目覚め、回帰する核心的状況 wiederkehrende Kernsituation を経ること、治療者とともに世界の変容を体験してゆくことにある」とも述べられていたが、その核心的状況がいったい何を意味するのかは言葉という形で表出されていない。それでも私には、この発言が分裂病の治癒に関するある種の〈啓示〉のようなものとして印象に残っている。どうしてなのであろうか。

後のことになるが、土居健郎先生に会うたびに、先生から「加藤先生は、お元気ですか？」と尋ねられることがよくあった。同世代ということもあろうが、土居先生もどこか加藤清先生の神秘主義的な宗教性にいちもく置いていたのではないか、そんな気がしてならない。

加藤先生からは、「ボクはネー……」と、繰り返しよく耳にした。「ボクがまだ入局したばかりのころだった……、水曜日の演習で、心因論の立場に立つ村上先生と器質論・遺伝論の立場に立つ満田（久敏）先生とが激しく論争を交わされたのが忘れられない。最後は二人とも黙ってしまってネ……。何かその両者を統合する方法はないのか、とこれまで考えてきているんだ」。今日でいう精神病理学と生物学的精神医学との架橋をめざすものであろう。加藤先生は

＊　亜昏迷：意識が失われていないにもかかわらず、反応的にも自発的にも活動のない状態を混迷と呼び、これに近い状態を亜混迷という。

その統合を間脳症 Diencephalose という疾病に求めようとした。が、これもまた発想の段階にとどまったようで、形ある論文として完成されたのかどうか、寡聞にして知らない。

ＬＳＤによる実験精神病体験

この間脳症への探求から派生したものであろう、精神病を実験的に発症せしめる実験精神病の研究が一時期このグループのテーマにもなっていたと聞く。関東での臺《うてな》弘先生による、覚醒剤精神病と精神分裂病との比較検討がなされている時期でもあった。その成果の一つに、三好暁光先生の「Psilocybin 実験精神病の精神病理学的研究——ＬＳＤ25との比較から」[2]（一九六四）が発表されているが、この実験精神病研究が精神分裂病の精神病理学にどれほどの影響をおよぼしていたのかも、私は知らないままにすぎている。

その試みの一つとして、当時はまだ使用を禁止されていなかったＬＳＤ25*を患者に服用させ、精神的変容がどのように出現してくるか、その過程を詳細に辿る試みも行われている。ＬＳＤで患者を退行状態に導き身体図式を変容させる、その変容を通して新しい身体像を獲得させる、そのような意図だったようだ。ＬＳＤは、患者だけでなく私たち新人医局員にも精神科医となるための通過儀礼のようにして、その服用が勧められていた。ＬＳＤだけでなく、抗精神病薬の服用も勧められていた。「患者に処方する以上、一度は自己体験として自らがクスリを服用しておくことも必要だ」と、大学の薬理学教室から精神医学教室に転じた藤田貞雄先生（四日市日永病院院長）は主張する。当時発売されたばかりのハロペリドールは大腿部の「コソバユさ」「ムズムズ感」を引き起こすだけであったし、イミプラミンは却って焦燥感を煽るだけであった。酒にもクスリにも弱い私には、結局、レボメプロマジンやアミトリプチリンの少量が自分に合うクスリだ、と言い聞かせることになる。そしてこの経験が、わたしのその後の処方歴にどこかで影響をおよぼしている。

このころから四、五〇年を過ぎた今、新しく発売されたリスペリドンやオランザピンを試しに服用する気にはとてもなれない。** 精神医学がまだ若かったころの、まさに「若気のいたり」による所業だったのであろう。

ＬＳＤの服用の試みは、「精神分裂病のような体験、あるいは幻覚を覚える体験を自らも経験することによって、少しでも目前の病者の体験に近づき、できれば精神病一般の理解に資することにしよう」という意図からなるものであった。たしかに自己の身体像の変容感が現れ、

＊　ＬＳＤ25：リゼルグ酸ジエチルアミド。その主な精神効果は、視覚領域の幻覚・錯覚など知覚の変化である。こうした効果は、内因性精神病の症状に類似している面があり、精神病理学的な関心から実験的な研究が多数おこなわれた。

＊＊　ハロペリドール、レボメプロマジン、リスペリドン、オランザピン：抗精神病薬　イミプラミン、アミトリプチリン：抗うつ薬

ときには幻覚も体験する。たしかに精神病世界の一端を体験することにはなるが、やはりその体験は一過性の感覚異常体験の域を出ず、精神病世界の中核からはほど遠いようであった。ただ、身体像の変容感がどんなものであるのか、感覚異常がどんなものなのか、さらには自分が退行してゆく姿がどんなものか、などは自分自身の身体で確かめることができたのかもしれない。

精神療法のノン・バーバル的側面

このLSD服用後には抗精神病薬クロルプロマジン＊を服用することになっていた。LSDを服用していないときに比べて、クロルプロマジンを服用しても眠気があまり襲ってこないことは、この抗精神病薬の作用の一端を経験することになった。またLSD服用の後しばらくは、離人症のような状態の日々がつづいたことが記憶に残っている。このLSD体験の詳細はしっかりと記述しておくべきであった、と今では悔やまれるところである。当時はLSDを服用することに対する緊張が先立ち、それを記述する余裕をもてなかったのであろう。

ただ、このLSD服用によって自らが素直に退行してゆけたのは、やはり加藤先生のみごとな誘導ぶりがあったからではないだろうか。二〇歳以上も先輩との対面は、どうしても畏敬の念に支配されがちである。しかし加藤先生は巧みに誘導してくれた。「謦咳に接する」という言葉にあるように教科書などからは得られない何かが伝わってくる。「ア・ウンの呼吸」とでもいうべき、言葉では表現できない、直接の対話・対面からしか生起してこない〈何か〉がある。この何かが、先の無断離院患者のとった言動にも作動していたのではないか。あとで考えたことではあるが、精神療法が治療的な効果を持ちうるとすれば、この間主観的に生起してくる「雰囲気」としかいいようのないものの力が相当に作動するからではないのか。加藤先生はバウム・テストや患者に描かせた絵画表現から伝わってくるものに思いもしない独創的な解釈を施したりしてしばしば私たちを驚かせたのも、先生の声から発せられる〈何か〉によるのではないか。直観像保持者の側面が強い。

この言葉にはならない〈何か〉を大切にしたからこそ、加藤先生は言葉によって表現することができず、論文を書くことができなかったのではないだろうか。論文という形で表現できないことを、加藤先生自身も承知していたのかもしれない。

笠原嘉先生、藤縄昭先生たちのこと

笠原先生は学生時代からフロイトの精神分析に親しみ、精神科医となって阪本健二先生とともに「精神分裂病の心理療法」[3]の可能性を探っていた。そこには、サリヴァン、フロム゠ライ

* クロルプロマジン：統合失調症治療に用いられた最初の抗精神病薬

ヒマンなどネオ・フロイディアンと呼ばれる力動精神医学の潮流が、戦後にアメリカから流入してくる時勢があった。これまで精神分析による治療は神経症に適応されこそすれ、精神分裂病など精神病圏の病気には、治療者─患者関係の成立が困難であろうゆえに適用できないのではないか、というのが通念であった。しかし、この「精神分析に方向づけられた精神療法」がアメリカで隆盛を迎えている。分裂病性反応 schizophrenic reaction という言葉からも窺えるように、この病気もなんらかの外因に対する「反応」という要素が作動しているはずだ。その反応の反応たるメカニズムを明らかにしよう。そのような考え方に刺激されたものであろう。すでに「心因要素の著明な精神分裂病への精神療法[4]」（一九五九）を世に問うていたが、つづいて「精神医学」誌に加藤先生との共著の形で「精神分裂病者とのコンタクトについて[5]」（一九六二）といった論文を掲載している。

村上教授からも「分裂病の心因論、精神療法」というテーマを与えられ、先生独自の心理療法に対する考察を発展させ、私たちがこの精神病理学サロンに参加するころには、いずれ「内因性精神病の発病に直接前駆する「心的要因」について[6]」（一九六七）や「精神医学における人間学の方法[7]」（一九六八）として論文にまとめられる論考を模索していた。後者は、分裂病とうつ病との対比を通して、分裂病を「出立の病い」とし、うつ病を「合体の病い」とする、分裂病その比較検討を深めることによって、分裂病の人間学的精神病理学の可能性を探った論文であり、前者は、分裂病がどのような状況のもとで思春期特有の病いとして発現してくるという問いから生まれたものである。当時多くの精神科医の関心の的となっていた「発病状況論」をめぐって、日本の精神医学界に少なからぬ影響をおよぼしたものとして今日でも多くの精神科医から評価されている。ここには精神分析学に方向づけされながら、当時ドイツでも関心の高まっていた人間学的精神病理学（ウィンクラー、ツット、クーレンカンプ、バイヤー、キスカーら）とも歩調をともにする姿勢を窺うことができ、精神分析が神経症だけでなく精神病の人間学に、またその精神療法に発展しようとする理論的先駆をなすものであった。それはまた、これまで「内因性」という形容詞を付けられていた精神分裂病の「内因」概念に、人間学の観点からいくらかでもメスを入れようとする果敢な挑戦だともみることができる、新人の精神科医にはそのような刻印を植えつけていた。

藤縄昭先生は、第二章で触れ第六章でも詳しく紹介する「病院内寛解」という精神医学概念を、四日市日永病院の臨床から抽出して、精神病院という現場からの所見を大切にする臨床家であった。同じ力動精神医学の立場に立って、分裂病者を生み出す家族とはどのような家族なのかと、心理的・人間関係的・状況論的に明らかにしようとする作業に専念していた。すでに田中愛昭先生と共著で「精神分裂病者の家庭に関する臨床的研究(8)」（一九六〇）を「精神神経雑誌」に掲載していたが、この家族研究をいっそう深めるべく、いずれ「精神分裂病者の家族の臨床的類型化のこころみ」[9]（一九六六）に結実する臨床知見を、このグループでの検討を経てまとめようとしていた。阪本、笠原先生らが紹介している力動精神医学を背景にした心理療法的試みが志向されており、さらにフロム＝ライヒマンの「分裂病者を生む母親 schizophrenogenic mother」という標語が「独り歩き」するほど、分裂病発症の状況因の一つを家族内コミュニケーションの歪みに求めようとする潮流が起きていた。アメリカでのリッツ Litz、ウインWynn らの家族研究が日本にも紹介され、しばしば日本の学会のシンポジウムでもテーマとして取り上げられている。先生の研究もこの動向と流れをともにするものであったのであろう。この家族研究に端を発して、いずれイギリスで反精神医学運動が起きる経緯については第五章で触れることになろう。

いずれにせよ、この時代の精神病理学は、症候論の見直し、内因性問題の検討、心因論・発病状況論の可能性、その具体的な形としての家族研究……などなど多岐なテーマが目白押しの状態であった。

ビンスワンガーの『精神分裂病』[10]（一九六一）をすでに翻訳してドイツ語の堪能ぶりを発揮していた木村敏先生も、このグループの一人といっていいだろう。先生は、すでに京大文学部哲学科の機関誌「哲學研究」に「精神分裂病症状の背後にあるもの[11]」という、いずれ木村「臨床哲学」の出発点となる論考を発表しており、症状の背後にある人間存在のあり方に注目しつつ、分裂病に「個別化原理の危機」を予見していた。先生は、京大文学部哲学科の辻村公一先生をチューターに招き、ハイデッガーの『存在と時間 *Sein und Zeit*』の原書講読を、夜の精神科第一診察室で主宰していた。私が精神科医になったころは、この原書講読もすでに六年ほどが経っており、仕事の関係で毎回参加することはできなかった。聞くところによれば、一晩にわずか一ページも進まないときもあり、その原書の解釈をめぐって喧々諤々の議論が闘わされることが多かったという。この『存在と時間』の購読が終わろうとするころ、辻村先生の「なぜ Sein を〈有〉と訳さねばならないのか、なぜ Zeit を〈時〉と訳さねばならないのか」という激しい主張がなされていたことを思い出す程度である。その後、河出書房の「世界の大思想28」(一九六七)で、この書は『有と時』という表題で上梓されている。

「いつまでもヤスパースでは、村上先生の不興を買うかなー」と主任教授の意向をおそれながら、それでもヤスパースの精神病医学をさまざまな観点から検討しつづけている稲浪正充先生(後に島根大学教育学部教授)、「うつ病の発病契機としての喪失体験について」(一九六五)を第二回精神病理・精神療法学会で発表した布施邦之先生も、うつ病を当時の力動精神医学的観点から論じており、このサロンにもときどき顔を出していた。ときにはユング研究所から帰国したばかりの河合隼雄先生も参加し、夢研究などのセッションを設定して、あの関西弁で会を賑わわせた。藤岡喜愛先生も人文科学研究所から京大精神科を「探検」すべく侵入し、その人類学的視点を披歴してもいた。

ただ一人、このグループから離れてコツコツと臨床にいそしむ先生もいた。平沢一先生である。先生は「うつ病しか診ない」と宣言し、実際にうつ病患者だけの診察に当たっていた。執着質で几帳面、真面目、礼節を重んずる人であり、先生の診察に陪席するとき、私たちはいつも礼儀正しく緊張して接しなければならなかった。患者の述べる訴えを一字一字丁寧に記述し、いずれ『軽症うつ病の予後と臨床』[12]（一九六六）と題した成書を医学書院から上梓されるが、この先生だけは精神病理学サロンに顔を出すことはなかった。

まことに多士済々な人びとの集まりであった。

今日から顧みるに、このころ精神病理学はその「青春」時代を謳歌していた時代だったと思わざるをえない。のちに精神医療改革運動の中で、ある若手精神科医から、この戦後の精神病理学は「徒花」であった、と宣告されたことがある。それに対して、「たとえ徒花であっても、花は花であった」と言い返す人がいた。この当時の精神病理学を担った先輩たちに共通する感慨なのではないだろうか。

「幻の会」のこと

「幻の会」についても少し触れておかねばならない。

これまでは私の身近な京都大学の先輩だけを対象に記してきたが、関東でも新しい動きが台頭しはじめていた。

戦後のアメリカ文化の流入と同時に、彼の国の精神分析の動向が、土居健郎、小此木啓吾、西園昌久先生らによって導入されていた。一方、ヨーロッパからもドイツ、フランスの精神医学の新しい潮流が入り、精神病理学が精神病の病態理解をいっそう可能にするであろう、という夢を膨らませていた。

関東では、脳の組織病理学研究を中心とする東京大学の精神医学が君臨していたが、一方では、内村祐之、西丸四方、島崎敏樹、岡田敬蔵の四先生によるヤスパースの『精神病理学総論』[13]（一九五三）も岩波書店から翻訳出版されている。その訳者の一人西丸先生は、すでに独自に『精神医学入門』[14]（一九四九）を出版しており、教科書の類いではあるものの、それを越えて西丸色の濃い独自の読み物といってよい本となっている。当時、精神医学の教科書はこの西丸本以外にはなかなかみつけることができなかったせいもあり、私たちはこの入門書に好感を持って親しんだ。今日でも二四、五版を重ねているはずである。それは、先生の狂気への親しみといってよいような〈何か〉が、この入門書からそくそくと伝わってくる、そのような記述に魅力があるのではないかと思われる。精神病を部分からみるのではなく、全体の人格・人柄から捉えようとし、そして先生もまた自らの人格・人柄で精神病者が差し出してくるものに応えようとしている姿勢が伝わってくるからである。のちの先生は、一度は大学病院で治癒させたかに思えた患者が、十数年後に大学周辺の精神科病院で入院を余儀なくさせられている姿を発見し、「我亡霊を見たり」というエッセイを「精神医学」誌に掲載していた。[15] それは、世俗的な価値観を超越した何かを精神病者と共有しようとする心性が伝わってくる文章であった。

西丸先生の弟に当たる島崎敏樹先生も、すでに「人格の病」[16]で、精神病理学を基礎にした精神病者の人格をめぐる論考を世に問うている。その門弟から、宮本忠雄、梶谷哲男、小宮山実、小倉持弘、石福恒雄、矢崎妙子、小谷野柳子、小尾いね子らが輩出し、東京医科歯科大学精神病理グループが結成されつつあった。

この医科歯科大グループと京大グループとが、年に一度ほど小さな合宿形式の会を持っており、これに「幻の会」という名が与えられていた。誰が命名したのかは知らない。この「幻の会」が発展して「精神病理懇話会」を経て「日本精神病理・精神療法懇話会」(一九六四)が創設されるのであるが、私がこの「精神病理懇話会」に参加できたのはその最後の合宿であったように記憶する。短時間の「自分がいやな臭いを発していて、みなに嫌われる」と訴える患者の、ごく短い症例報告であった。

この医科歯科大グループの他に、関東では、東大分院での安永浩、飯田真先生たちが、また日本大学では井村恒郎先生のもとで研鑽を積んだ人たちが活躍していた。群馬大学の臺弘先生を筆頭とした江熊要一、湯浅修一、中沢正夫先生たち、および保健婦さんたちが実践する「生活臨床*」からも、分裂病の「能動型vs受動型」の類型化などすぐれて精神病理学的知見と呼んでよい研究成果が報告されはじめていた。[17] だが、これらはまだ精神科医になったばかりの新人には視野のおよぶところではなかった。

ちなみに、戦後の精神的解放から芽生えつつあった精神病理学の「青春」は、先にあげた『分裂病の少女の手記』『精神病者の魂への道』の他にも、分裂病となった子どもの治療を見守る一人の母親の手記『トニーよ、二人して歩こう』（ルイス・ウィルソン、タイムライフ社、一九六八）、荻野恒一『現存在分析』（一九六九）、西丸四方『精神異常』（一九六五）『病める心の記録』（一九六八）、宮本忠雄『精神分裂病の世界』（一九六六）、木村敏『異常の構造』（一九七三）、笠原嘉『不安の病理』（一九八一）などの一般書出版にも窺うことができ、精神病世界への関

* 生活臨床：統合失調症の再発予防の観点から提唱された、指導指針あるいは治療計画。昭和三〇年代に群馬大学精神科で始められた。社会の中での生活療法を中心に、薬物療法、精神療法を含めて、生活相談による社会的予後の改善を目指す。

心が多くの人たちに浸透してゆく時代であった。この第二次大戦後の精神的解放感は、アウシュヴィッツ強制収容所から奇跡的に生還し、人間精神の自由と尊厳を謳い上げたヴィクトール・フランクルの『夜と霧』（みすず書房、一九五六）が多くの人たちに読まれたところにも象徴されているといってよいだろう。

『正視恐怖、体臭恐怖』の研究に参加して

京大精神病理グループで、どうしてだか、順天堂大学の足立博、間島竹次郎、小河原竜太郎先生たちが発表した「「私は嫌なにおいを発散させている」という患者について[18]」が話題になったことがある。この種の患者は、これまで赤面恐怖に近縁の「対人恐怖」というカテゴリーで治療の対象になっていただけであった。

ただ、「自分がいやな臭いを発散させているために、他の人たちから嫌われる」というだけでなく、精神分裂病性症状に近い被害妄想様体験までも呈するまでに進行する患者がいることも私たちの関心を引くことになった。折から学会では「境界例」の存在が話題になりはじめたころである。また、対人恐怖という神経症レベルの病態が精神分裂病類似の症状を発現するようになるのか、その移行がありうるとすれば、それはどのような経緯を辿ってなのか、などをみようとするものである。これには、かつて村上先生が『精神分裂病の心理[19]』（一九四三）で

描いた分裂病発展経過の三段階説（第六章図10）を、私たちなりに「自己臭体験」を通してより詳細に検証してみようとする意図が無意識に働いていたのかもしれない。

当初、この「自分がいやな臭いを発散させている」と訴える患者はさほど多いとは考えていなかった。ところが、その目で見てみると、想像したよりもずっと多いことを知らされる。「見たいものは見えてくる」のだ。

「臭いが身体にしみついていて周囲から「くさい！」といわれる」という訴えだけでなく、「自分の視線が強すぎて、他人に不快な思いをさせてしまう、そのために人たちから避けられる」という自己視線恐怖も、その症状の初期は、加害恐怖 Schädigungsangst、Blaptophobie という共通の構造をもつことが理解できるようになる。この構造は、「独り言が漏れてしまう」「寝言をいってしまう」「自分の考えていることが人に伝わってしまう、リークする」という訴えにまで拡大して捉えることができる。

私たちがよく出会う分裂病症状が、他者からの圧倒という侵襲が「外から内へ」の方向を呈するのに対して、この種の病態は当初は「臭いが漏れる」という「内から外へ」[20]（キスカー）の方向性をもつこともいくらかの興味を誘うところであった。

笠原、藤縄先生が大学病院で、同期の関口英雄先生が四日市日永病院で、そして私がS病院で、そのように訴える症例をリストアップしてみることになった。

「見たいものがあれば、見えてくる」のだ。逆に「見ようとしないものは、見えない」。私が担当する1号館でも、すぐにこの種の訴えに悩む患者が四、五名もいることを知らされる始末であった。「見ようとする者」には「見えてくる」。外来患者のなかにも、そのような患者がいる。

一年も経たないうちに、四名の精神科医で、四、五〇例もリストアップすることができたように思う。それぞれが症例の要約を綴りながら、その経過を追うことと同時に、個々の症例の比較検討も試みた。

文献にも当たった。これもその目で見れば意外に多い。一つの文献からその引用文献を辿ってゆくと、すぐにも五〇編以上の論文に出合うことができる。対人恐怖が日本人に特異的な病態だとする従来からの常識も首肯しがたいものだと知らされる。赤面恐怖も視線恐怖も、一九〜二〇世紀の欧米の文献にはしっかりと記述されている（Pitres et Regis,[21] Janet[22] など）。二〇世紀に入って、欧米圏では精神医学が精神病だけをその対象としたために、この種の神経症圏の病態には目が注がれなくなっていたのではないかと訝りたくもなるほどである。

この文献も、それぞれ四名が、その要旨を原稿用紙一、二枚にまとめて相互の比較検討を行う。笠原、藤縄先生は、この集められた文献要約を、症状論を主として記述したもの、疾病論にもとづいたもの、精神医学的人間学の解釈を施したものなど、大まかに三つの流れに沿って整理する。文献を通覧するにも、それなりの視点をもって読み取ることの重要性を教えられる。その多数の文献で記載されている知見と、私たちが得た臨床所見とを照らし合わせながら、論文の体裁を整えるべく少しずつ記述してゆく作業に加わらせてもらった。ほぼ二年の歳月のなか、日々の臨床の間のわずかな時間を割きながらの作業であった。

最終的には笠原先生がまとめて、医学書院から『正視恐怖、体臭恐怖――主として精神分裂病との境界例について』[23]（一九七二）という表題の成書を上梓することができた。付録として付した一部症例のロールシャッハ所見の記載を除けば、わずか一二六ページにすぎない本である。しかしこの共同作業に参加を許されたことによって、笠原、藤縄先生からは、精神医学の論文を書くにはどのような手続きを踏んでゆくべきか、その方法の一つを教えられたように思う。

ついでながら、このグループ研究の作業から藤縄先生は「自我漏洩症候群」という洒落た精神医学概念を導き出している。[24]

興味深いことに、この「自分がいやな臭いを発散させている」と訴える患者の研究は、私たちのそれとほぼ同時期に、名古屋大学の植元行男、村上靖彦先生らのグループによっても独自にはじめられており、それらの病態は「自己の身体の何らかの欠陥のためにまわりの人たちに不愉快な感じを与えているとの妄想的確信」という観点から、「思春期妄想症[25]」という名のもとで概念化され、精神分裂病の中核群とは異なった疾病学的位置づけが与えられた。精神分裂病の辺縁に位置する「境界例」的な病態に目が注がれはじめていた時期だったからなのかもしれない。

この種の対人恐怖（自己視線恐怖、体臭恐怖）から被害妄想へと発展してゆく症状変遷はジャネ Janet のいう精神衰弱 psychasthénie やクレッチマー Kretschmer のいう敏感関係妄想 sensitiver Beziehungswahn の症状変遷に類似しており、真正の統合失調症とはその病態に若干の違いはあるものの、統合失調症の被害関係妄想を理解する「手がかり」を与えてくれるもののように思われた。

学術研究と治療

この『正視恐怖、体臭恐怖』制作作業の後日譚を記しておかねばならない。この成書に症例としてあげられている一症例D君は、私の勤務地が変わったために、その後の治療を後輩に託した。その後輩からは、「外来受診をつづけながらも、なんとか家庭復帰できている」という報告をもらっていた。しかし、二〇年も過ぎたころ、このD君は私の勤務地に電話を入れてきた。「別の病院に入院している。ここでも自分の考えがリークするために、みなに嫌われている」という域を越えて、「一日中ヤクザに狙われている」という被害妄想までも訴えるようになっていた。「この病院でもヤクザの配下の者がいっぱい入院している」と確信的に述べ、「一日でも早く先生のいる病院に移してほしい」というものであった。

私たちの作業は、対人恐怖の一部も精神分裂病にまで発展しうることがある、この経緯を詳細にたどりながら、分裂病中核群との異同を明らかにしようとする試みであった。この間患者たちには、研究のための患者としてだけではなく、精神療法的にもかなり関与してきたつもりである。しかし今回D君からの電話を受けて、この間の努力は、それが治療効果をもたらしてはいないこと、むしろ患者の病理を探ろうとするあまり治療者の態度がますます患者を追い詰めることになったのではないのか、といった疑念さえ浮かぶ。

この感想は、当時、それほどはっきりと意識されていたわけではない。むしろ、こうした患者の様態を記載してゆくことに、どこか治療的に資するところが見出されるのではないかとまで考えていた。「分裂病を理解しようとする構えそのものがすでに治療的である」（ミンコフスキー）[26]と考えていた。学術研究とまではいわないにしても、精神科医が患者の様態を了解的に理解するために、その精神病理の探索を深めること、これはいずれ治療に通じるのではと考えていた。理解なくして治療ははじまらない、とまで。しかしこの構えが本当に治療になりえたのだろうか、あるいは逆にその病理を暴くことによってますます患者をより深い病理へと追い詰めてゆくことになったのではないか。かつて治療に携わった一人の患者からの電話は、そう問いかけているように思われた。

「臨床と研究」、「治療と学術」、私たちの領域でいえば、「精神療法と精神病理学」、さらには薬物治療における作用と副作用、それらの功罪はいずれ一九七〇年代の時代精神の中でドラスティックに問われることになる。このころ、社会精神医学の領域に身をおく加藤正明先生からは、アメリカでは精神療法の効果を客観的に評価する動きもはじまっている、という発言があった。

本章の最後に、一九五〇年代後半から一九六〇年代にかけての、精神分析学・精神病理学の動向を年表で紹介しておきたい。

一九五五　「精神分析学会」発足（「精神分析研究」の刊行）
一九五九　「精神医学」誌（医学書院）創刊
一九六〇　「精神病理懇話会」発足
一九六四　「精神病理・精神療法学会」発足
一九七〇　「精神医療」誌創刊
一九七二　「臨床精神医学」誌創刊

一九七五　「季刊　精神療法」誌創刊
一九八六　「精神科治療学」誌創刊

一方、一九六七年には「病院精神医学会」「地域精神医学会」が結成されていることも記しておかねばならない。

さらにこのころ、一九五五年に開発された抗精神病薬クロルプロマジンによる冬眠療法に端を発する薬物療法が普及し、それが一九六〇年代の精神療法実践の可能性を開いたであろうことも記しておかねばならない。

第五章

精神医療改革運動

学術研究と臨床現場

水曜日夜に開かれている精神病理学グループの語らい合いは、私の知的好奇心をくすぐり、臨床への関心をより高める集いであった。また学会での先達たちの発表からも、精神病や神経症の病態に対する興味深い見方を教えられることが少なくなかった。

しかし、翌日精神病院という現場に戻ってその悲惨のなかに身を置いてみると、先達たちとの語らい合いが虚しく空々しいものに映るのも禁じえない。サロンと形容したのもそのせいだったかもしれない。

周辺では精神病院の病床数が大幅に増え、新しい病院も次々と開設されている。医者や看護者たちの入院患者たちに対する不当な監禁や暴力も日々のメディアを賑わわせている。私の勤務する「良心的」といわれる病院も、その質においてけっして免罪されるものではない。粗暴な患者は保護室に監禁され、あるいは身体を拘束されて、多量の鎮静剤を服用させられる。それでも処遇に難渋する患者は、入院患者の収容を求める新設精神病院に送り込む。このようにして、S病院も辛うじて「良心的」という形容詞で評価されている。

知識人の特権

後年、読んで知ったことではあるが、戦後知識人の代表である加藤周一らは、戦時下でその同好の士とともに戦後の日本のあり方を論じあっていたが、それは軽井沢の別荘においてである。戦時、敗戦後の日本のあり方を外務省で検討していた大佛次郎も、東京から鎌倉の自宅に戻る帰途、寿司屋で当時ではありえない隠匿のビールを飲むのが習慣であったと、その『敗戦日記』に記されている。東京では「国民」は空襲で右往左往し、南方では「兵士」が玉砕しているさなかに、彼らは軽井沢で語り合い、鎌倉で美味しい寿司を食べながらビールを飲んでいた。

加藤周一や大佛次郎を責めるつもりはない。いまでも尊敬する人たちのうちに入り、二人の著作には今も親しんでいる。

精神医学の研究と精神病院という現場の悲惨とのギャップの大きさを知らされた者にとって、戦中の「国民」の悲惨と、「知識人」といわれる人たちの生き方とを、つい重ね合わせてしまいたくなる。彼らエリートたちの討論の場をサロンと呼ぶことができれば、精神病理学グループの語らい合いの場もまさしくサロンであった。

一九六八年という時代

一九六八年は、私たちの世代にとっては決定的な出来事の起きた年であった。三、四年前には東海道新幹線が開通し、東京オリンピックも開催され、日本は高度経済成長を謳歌しようとする時期であった。しかし私たちの身辺はまだ戦後の貧困がつづき、精神病院の体制は旧態依然のままである。それらとは無関係に社会は新しく動きはじめている。

二年前には中国で文化大革命が勃発し、フランスでは五月革命が各地で展開し、日本にも全共闘運動が燃え上がっていた。この同時的な若者の反乱が世界的になぜ起きたのか、今でもよくわからない。「造反有理」「東大解体」というスローガンは、いったい何に「ノン」を突き付けようとしたのであろうか。

この時期、日本の精神病院では相変わらず病床数が増加しつづけている。同僚の一人は、教室の指示で新しく創設された病院に「せめて週一日でもよい」と勤務の応援を求められた。病院に出勤してみると、「先生は病棟に入らなくてもよい、看護者の報告をもとに入院患者の病状報告の書類を作成してくれるだけでよい」という院長からの要請があり唖然としたという。

その病院では、教室の主宰者が一ヶ月か二ヶ月に一度、視察という名目の訪問をするだけで、新人医師の月々の給料の二倍近い謝礼が手渡されるという噂まで飛び交っていた。主宰者である教授が強欲だったわけではない。第二章で、病院に出入りする病院経営者の姿を見て「人買いが来ている」という陰口が囁かれる風景に触れた。それは、大学の医局講座制が学問の伝達だけではなく、周辺の病院に医師を送り込むという人事の「手配」をも行うという機能も占有していたことになる。教授個人の問題ではなく、長年の間に培われてきたシステムとして作動していたのだ。

先にインターン闘争、無給医闘争*について少しだけ触れておいた。当初のそれは表面的に、医学部卒業生たちの、あるいは無給医たちの経済的処遇に対する権利獲得をめざす運動であったが、けっしてそれだけではない。自分たちの労働が搾取されていることに目覚めたのである。人事においても学術研究においても「管理すること」と「管理されること」との間にある「力」関係の構造を触知したのだ。医学、医術、医療の習得にはどうしても医局講座制下での先輩たちの指導が必要であるのに、その指導のなかにまで権力構造を読み取ろうとしたのかもしれない。内科系にせよ外科系にせよ、また個別精神科においても、大学の医局に所属すれば、その教室の方針のなかでしか自分の道を選ぶことができない。これは当然のことで、社会が一定の機能を果たしてゆく以上、そこで形成されたシステムに従って生きてゆくしかない。しかし、いまこの既成のシステムそのものが問われようとしている。

一九六八年の世界的な若者の反乱は、高度経済成長の名のもとに新しい「秩序」が形成されようとする動きを先取りして感じとった鋭敏な心性が突き動かしたものなのであろうか。身近に精神医療を見渡せば、この社会秩序が「おかしな人、変わった人」を精神病院に閉じ込め、彼らを排除することによって成立している事実をあらためて浮き彫りにする。歴史的によく知られたこの管理機構がいっそう強化され、私たちまでもがその「生」を生活のあらゆる局面で管理されようとしている。

ミッシェル・フーコーの『狂気の歴史』(1)が必読の書として登場していた。十八世紀から十九世紀にかけて成立した都市社会は、それを下部から支えている秩序（構造）で私たちをがんじがらめにする。この社会秩序の根底にあるものは人間の理性であったとして、人間そのものが問われ、理性そのものまでが問題視される。この数世紀、人間を人間たらしめてきたものは「理性」であり、その理性は非‐理性を排除

＊ インターン制度：医学部を卒業したのち、概ね一年間、医療機関で医師の指導のもとで無給で研修を行う制度のこと。医学生は、インターンを経なければ、医師国家試験を受験できなかった。一九四六年から一九六八年まで実施された。無給医医員：インターンを経て医師国家試験に合格すると、まず大学病院に無給の医局員として所属した。彼らを無給医医員と呼ぶ。無給医医員はその後、いわゆる関連病院に配属されてようやく給料を得ることになる。無給医医員の期間は、各大学各医局によって異なるが、概ね二年以内であった。

したところで成り立ってきた。その構造はみごとに具体化された形で、目の前にある精神病院という監禁施設として存在している。

今や、理性がフロイトのいう無意識によって脅かされる事態が到来した。これまでこの非‐理性は、人間の「外部」にあるものとして、都市社会の「内部（収容施設）」に閉じ込められてきたが、理性もまた、実は既成の秩序によって疎外されているのだ。これまで素朴に信じられてきた理性的「人間」は近代に創り出された過去の幻影であり、そのような「人間」は「死んだ」のだと宣告された。近代的な自我という自我そのものの概念が危機に曝されるようになった。狂気という存在も、その近代的自我が自我を維持すべく抑圧排除してきた「非‐理性」を体現していた存在様式として規定されたものではないのか。十九世紀、新しく創り出された精神医学という「学」が、非‐理性を精神分裂病という名で一括して排除したのだ。その「学」もまた時代精神によって創り出されたものであり、その学が精神分裂病という概念を創り出したのだ。それら非‐理性を精神病院という隔離収容施設に閉じ込めている、これが私たちの現在携わっているところなのではないか。

この厳しいとも激しいともいえる宣告は、私たち若手精神科医がそれとなく感知していたものであり、目の前の患者たちのおかれた状況から素朴に感じていたものを、過激な形で浮かび上がらせる提起であった。

人間学的精神医学にようやく親しみを覚えはじめた私にとって、これまで信じてきた「人間」が新しい角度から問われたのは衝撃だったといってよい。

一九六九年春　第六六回日本精神神経学会金沢総会

ただ、ここでは日本の精神医学史上異例ともいえる出来事が一九六九年前後に突出したことだけを記しておきたい。

その第一にあげるべきは、一九六九年の春、第六六回日本精神神経学会総会（通称金沢学会）における若手精神科医からの「学会のあり方」に対する異議申し立てであろう。この総会では、理事会、評議員会に対し若手精神科医からの異議申し立てがなされ、当初予定されていた学術研究の発表がすべて中止された。そして精神医学という学のあり方と貧困な精神医療の現状とを告発する「騒然とした」討論集会に終始した。

ここで討論されたのは、まず、現象的には「学会認定医制度問題」である。この認定医制度は、前年長崎の学会で理事会から提案されたが、評議員の一部から反対意見も出され継続審議となっていた議題である。当時は、医学部を卒業しインターンとして一年間の実地修練を経た上で国家試験に合格すれば、誰もが精神科医を名乗ることができ、三年の経験を経れば「精神鑑定医」という資格も得ることができていた。一定の条件のもとでなら容易に精神病院を開設することもできる。そのせいで劣悪な精神病院の乱立を招いている。この事態を防ぐためにも精神科医の専門性の質をより高めるべく、「十分な訓練を受け熟達した精神科医の養成が不可欠」だとして、一定の研修課程を課したうえで、精神神経学会が精神科医であることを学会の名で「認定」しようとする提案である。

この制度の提案は、乱立され「不祥事件」の絶えない私立精神病院の医師の質が問題となっていることに対する一つの解決策として学会理事会が長年諮っていたものであった。しかしこのときの理事会はほぼ大学医局講座制の長たる教授たちによって構成されている。その頂点に東京大学精神科教授が理事長として君臨している。インターン闘争、無給医闘争を通して批判の対象となっていた医局講座制、その長たる教授たちが発議している認定医制度がはたして「病院不祥事件」を防止することができるのかどうか、医局講座制こそが不祥事件を起こしている病院を育ててきたのではないか。これが若手精神科医たちの「異議申し立て」の根底にあった疑義であった。事実、私たちの周辺では、新しく設置された安田病院や栗岡病院にみられるような、患者の不当監禁・拘束、さらには看護者らによる患者への暴力事件が頻発しているではないか。

また、それら認定医を養成する「基幹病院」を指定するかたわら、その他の病院を「第二種病院」として隔離収容施設のままに放置される可能性も察知され、それらは政府の「低医療費

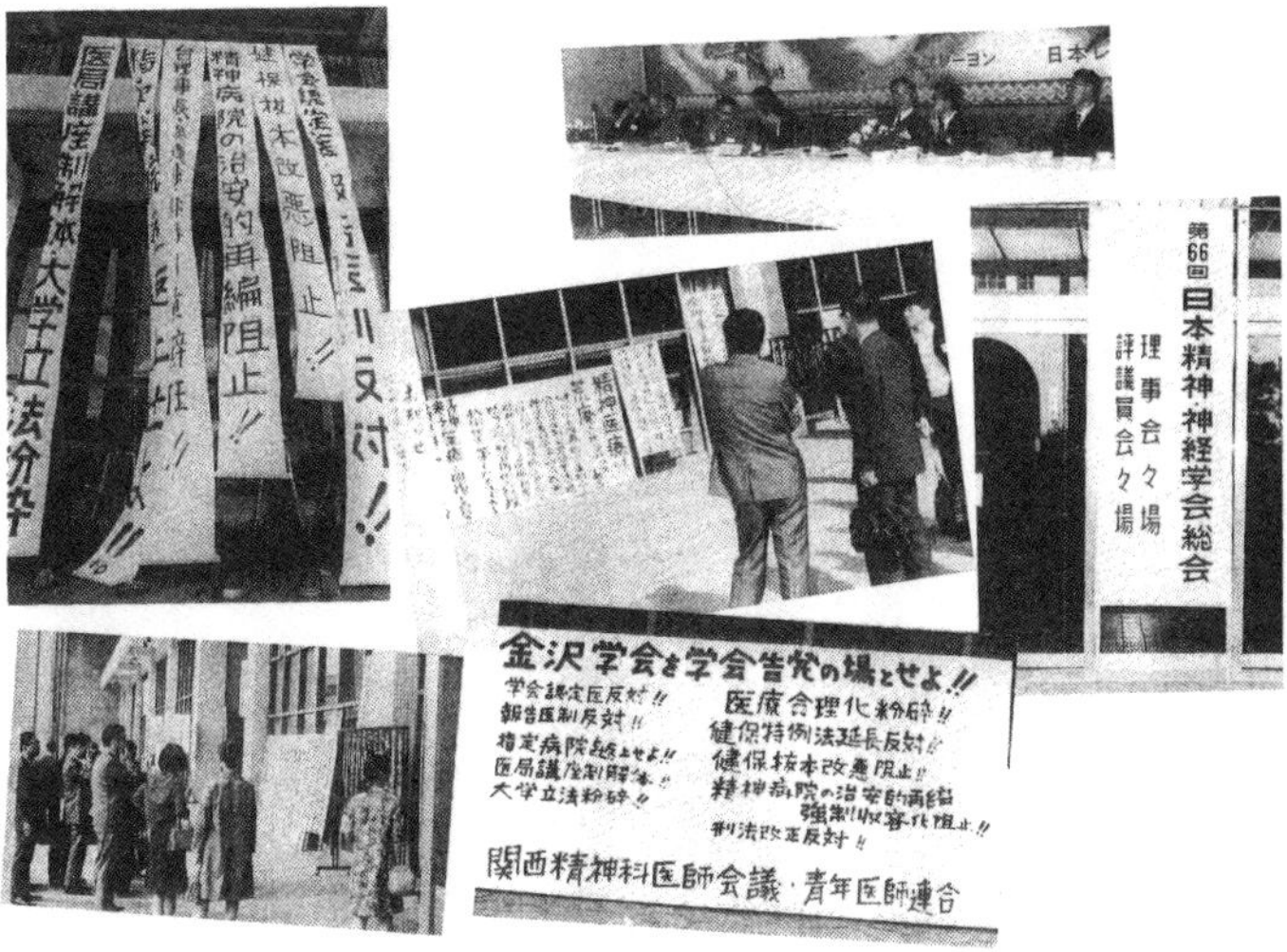
医局講座制解体大学立法粉砕
精神病院の治安的再編阻止!!
健保抜本改悪阻止!!
第66回日本精神・神経学会総会
理事会々場
評議員会々場
金沢学会を学会告発の場とせよ!!
学会認定医反対!!
医療合理化粉砕!!
健保特例法延長反対!!
健保抜本改悪阻止!!
医局講座制解体!!
大学立法粉砕!!
刑法改正反対!!
関西精神科医師会議・青年医師連合

図7

政策」の一端を担うことになろうという批判も告発された。

・医局講座制打破
・教授の人事支配打破
・認定医制度粉砕
・精神医療の荒廃を告発する
・保安処分制度粉砕

これらのスローガンは、金沢の学会会場の玄関にところ狭しと並べられた「立て看」に読み取ることができる。そこには、関西精神科医共闘会議をはじめとして、神戸大学、大阪大学、大阪市立大学、徳島大学、公立精神病院……などの精神科医師連合の名を読み取ることができる（図7）。この告発闘争には東大精神科医師連合も合流した。(2)

医局講座制の長たる教授たちが、公開の場でこれほど激しい異議申し立てを突き付けられるのは、はじめてのことではなかっただろうか。

東大では、全共闘による安田講堂占拠以前から、医学部教授会の一教室員の不当処分問題に端を発して、医学部精神科教授であり医学部長の任にあった臺弘教授に対する闘争が展開されており、東大精神科医師連合が結成されて全国的に精神科医たちの注目を浴びていた。この運動体が当時の精神医療に内在する課題に敏感に反応し呼応するのにほとんど時間は不要であった。

一九七〇年に東大精神科医師連合が創刊した「精神医療」[3]で、森山公夫先生は次のように記している。

「昭和四十四年五月の金沢闘争は、われわれにとっていわば受け身の闘いであり、それは主として関西精神科医師会議のヘゲモニーのもとに進められた。関西精神科医師会議より提起された学会告発の視点は、次のようであった（「学会を告発する」関西精神科医師会議発行参照[4]）。……そこでは、医局講座制の問題が、日本の医療情勢全般のなかで、とりわけ精神科医療情勢との関係において包括的に論じられ、健保体制、国公立病院の独立採算化、看護体制案の諸問題から、認定医問題、精神衛生法問題、障害者対策基本法問題、保安処分問題、中間施設問題、科研費配分問題、研究の臨床からの遊離問題などなどがさらに個別に提起され、問題は出揃ったという感があった。これは、当時としてはきわめてすぐれた問題提起であったといえよう。さて、このように準備された視点のもとに闘われた金沢学会は、演題発表を完全に中止して討議にきりかえるという事態に追い込まれ、理事会の不信任と新理事の選出、評議員会に対する解散宣告という、予期以上の方向に発展していった。だが、討議のなかでの追及は、主として学会のもっている体質の暴露に終始し、それ以上の問題の展開をなしえなかった、というのが実状であった。これは戦線の布告であり、諸戦における勝利はさらに後続する闘いのなかで引き継がれなくてはならなかったのである」。

この金沢学会闘争後の改革運動は、文字どおり「後続する闘い」のなかでつづけられてゆく。東京大学では精神科病棟を「自主管理」して教授会権力との対峙緊張をつづけ、一方では作業療法、生活臨床による患者管理という側面を暴き出して地域での精神医療の展開を目指す試みをはじめる。また保安処分問題を機に精神衛生法の法整備に対して異議申し立てをつづけなければならない。京都大学でも、これまで学術研究の場であった水曜日の「演習」が中断され、それに代わって医療改革運動を主眼とする精神科評議会が結成されて、関西における運動の拠点となった。告発に参加した精神科医たちは、精神医療があまりにも大きな問題を抱え、しかもあまりにも多岐にわたる問題を自らが担わなければならないことになる。それぞれが日常の診療を抱えながらの闘争であった。

一方、医局講座制下での学術研究は、研究至上主義の名のもとに断罪され、それぞれの大学で博士号取得ボイコット闘争（学位返上運動）も展開している。研究室が封鎖されるという事態を招いた大学も少なくない。医療の荒廃を直視せずして医局講座制のもとで学術研究に従事することなどは考えられないこととされた。「研究論文を書くことなど、犯罪的である」という「激」が飛ばされ、これまで積み重ねてきた研究を放棄せざるをえない人たちも生んだ。運動の犠牲者といってもよい。長期にわたって機能してきた体制を解体しようとする運動は、一面的すぎるという批判もあろう。不本意のままに研究から離れていった人たちは少なくない。

この時期は、第四章で記した私たちの共同研究『正視恐怖、体臭恐怖』が最後の仕上げ段階を迎えようとするときでもあった。共同研究者の末席をけがしているだけではあったが、私は「犯罪的」と「犯罪」との間のスレスレの境界を歩んでいたことになる。この事実に対して、私は何をすれば免罪されるのか、としきりに考えさせられた。

この改革運動の詳細については、とても本書では扱いきれない重みをもつものであり、精神医療改革史、「精神神経学雑誌」を繙いていただくしかない（「精神医療」誌、「全国精神科医共闘会議」誌、浅野弘毅『精神医療論争史』（批評社）、富田三樹生『東大病院精神科の30年』（青弓社）ほか）。

一九六九年秋 「精神病理・精神療法学会」解体

ただここでは、私が特別の関心を抱いていた「精神病理・精神療法学会」についても触れておかねばならない。前章で記したように、この学会は、アメリカの力動精神医学、ドイツ、フランスの人間学的精神病理学、それらにもとづく精神療法などと、戦後の新しい潮流を取り入れながら多くの精神科医に並々ならぬ関心と期待とを抱かせていた集いであった。一九六四年、この学会が発足した第一回の集会は、フロアの椅子に坐りきれない多数の人たちが舞台の床板に膝を抱え車座になって演台に耳を傾けていたという。

この学会の第六回学術集会が、一九六九年の秋に開催されようとしている。しかしそのわずか五ヶ月前の春に、金沢学会で日本の抱える精神医療問題が告発されたばかりである。その問題を抜きにして、学術研究成果の発表だけに終始することは不可能であろうことは当時の趨勢として当然予想されるところであった。ここでも予定されていた研究発表プログラムを中止し討論集会に切り替え、一部の高揚した学会員から「学会解体」が宣告される。

これまでこの学会の創設に精力を注いできた先達も、この解体宣告に強く抗うことはなかった。日常の臨床に携わっている者として、若手精神科医の異議申し立てをある程度理解したために引き下がったのか、とも解釈できる先輩たちの反応であった。あるいは、学問と医療とは次元の異なる営為、学問は本来的に自由であるべきだ、といった考え方のもとで、あえて若手精神科医たちとの討論には関わろうとしなかったのかもしれない。あるいはまた、精神病理学という学問には若手の異議申し立てを跳ね返すだけの強い権力が、はじめから備わっていなかったのかとみることもできる。精神病理学は学会に依存して研鑽されてゆくべき類いのものではなく、個々の臨床でコツコツと積み重ねてゆくべきものだという、精神科医個々の個性にもとづく、あるいはユニークさを尊ぶ姿勢ないし信念が背後にあったせいなのかもしれない。さらに、精神科の治療は、若手精神科医が異議申し立てをしている事態をはるかに越える課題をはらんでおり、一時的な運動の高揚で解決できるものではない、と考えられていたのかもしれない。

一方、その一ヶ月後に岐阜で開催された「日本精神分析学会」は、同じ異議申し立てがあったにもかかわらず、若手精神科医の問題提起を退けて、予定プログラム通りの研究発表が強行された。精神病理学会が個々バラバラの人たちの集まり、逆にいえば個性豊かな人たちの集まりであったのに対して、精神分析学会はやはりフロイト以来、「父なるもの」の存在によって営まれていることを知らされる、その対比が明らかになったエピソードである。

患者解放運動の世界的動静

一九六八年フランス五月革命では、社会の管理機構の構造が告発されていた。ドイツ・ハイデルベルクでも、ヘフナー Häfner やキスカー Kisker らのもとで、患者たちの自主管理グループが形成され、精神医療の管理的側面に対する激しい異議申し立ての運動が起きている。[5] それは、これまでの人間学的精神病理学から、患者解放をめざす社会精神医学への転向を宣言するものであり、かつての了解人間学を代表する精神病理学者ツット Zutt が entzutten された（ツット離れが起きた）という言葉で揶揄されているニュースも伝わってきている。イタリア・トリエステでは、バザリアの指揮のもとで精神病院が閉鎖された。[6] イギリスでは、レイン、クーパーらが反精神医学運動の名のもとに患者たちの解放を試みている。フランスでもジャン・ウリ Oury, J.[7] が管理体制をできる限り排した精神病院をラ・ボルドで独自に展開しはじめている。そして映画でも「カッコーの巣の上で」という題名で、患者を精神医学の名で抑圧するその具体的姿と、それに反旗を翻し自由を獲得する患者たちの姿が描かれていた。

それらに刺激されたかのように、日本でも閉鎖病棟の開放化、患者たちをアパートに退院させようとする運動が、若手精神科医によって各地で展開されている。

この時期に提起された精神病院ひいては精神医学そのものの存立にまでおよぶ問いは、一時的な学会闘争、医療改革運動によって解決されるようなものではない。ことに精神病理学やそれから導き出される精神療法は、貧困な精神医療のなかで、「一体、それらは何なのか」という問いに曝され、その後闘争が収束してゆくなかでも一部の人たちの間で問われつづけている。

十年二〇年を経て、かつて若手といわれた精神科医たちが学会を主催するようになったが、当時の問いの跡をひくような形で「精神病理学の意義と展望」「精神病理学の役割」といったシンポジウムが組まれ、「精神医療」誌で「精神医学理論の危機」が特集に組まれるなどしていることからも窺われるところであろう。[8]

その間に、一方では、精神病理学は机上の人文科学的・哲学的思弁の方向を強くし、また一方で、精神医学は精神病・精神障害を「疾病」として同定しようとする生物学的精神医学への傾斜を歩んでゆく動向がはじまっている。この点については第七章に譲ることにしたい。

反精神医学運動が提起したもの

反精神医学はイギリスで「ヴィラ21*」と名づけられた病棟の開放運動を試みたD・クーパーによって命名された運動とされている。[9] 一九六八年に前後して日本にも紹介され、当時の学会闘争で提起された問題と共通するところ多々あり、クーパーは精神神経学会の総会にも招待された。今日でもこの反精神医学の思想は精神医学のなかで意味を失ってはいない。

その端緒は、R・D・レイン Laing の『ひき裂かれた自己』にみることができよう。

この運動が提起されるまでには、イギリスでは珍しいレインの思索があったからである。彼は精神分裂病の発症とその経過について、サルトルから学んだ「実存的現象学」を背景に、ドイツのツット、クーレンカンプの了解的人間学をイギリス精神医学に導入して『ひき裂かれた自己』を一九六〇年に著している。[10] それとほぼ同時期エスターソンとともに実践した詳細な家族研究から、精神分裂病という病いが、人間関係とりわけ家族関係とりわけ家族成員間のコミュニケーションから創り出される様態を観察記述し、その犠牲者が社会のなかで「精神病者」として産み出されてくる側面を抉り出した。人間関係上の badness（単に悪いこと）がいかに madness（病的なもの）として規定されてゆくのか、そしてそれが精神医学という科学の名によっていかに「疾病 disease」としてみなされてゆくかをみごとに描き出している。[11] この家族や社会が精神病者を産み出す過程の描写そのものが、すでに精神医学を告発することになっているのである。

レインによると、これまでの精神医学は広範囲にわたる暴力装置の一部を担っている、それが施す「治療」は人間を従順なロボットに仕立てあげることである、したがって精神科医－患者の役割は一方通行になっている、そのような一方通行を反転させ、積極的な非－干渉という関係を生むことこそが必要である、この点を認識するために精神科医は自分自身の内面性と絶

＊　ヴィラ21：ロンドンの北西にある二〇〇〇床のシェンレイ精神病院のユニットの一つ。一九六〇年代前半、D・クーパーらは、当初十九床であったこのユニットで、「理想的な精神医学的共同社会の創出」を目指した。

望とに深く直面できなければならない、ということになる。

その上で、伝統的精神医学は、社会のなかで「患者」を創り出し、彼らを隔離・収容し、その施設のなかで強制的な「治療」を施し、社会に順応できる人に仕上げるか、あるいは彼らを永久に隔離する営みをつづけることになるか、そのいずれかにほかならない、と宣告したのである。

この宣告は、患者に治療を施すなかに含まれる「正常」という概念に跳ね返ってこざるをえない。社会のなかで「正常」とみなされてきた「自我」への問いともいえよう。

「真に建設的であるためには、正常な自我をなんとしてでも解体しなくてはならない、自我などというものは疎外された私たちの現実に一分の狂いもなく適応させられた偽りの自己でしかない」

「私たちの正気は本当の正気ではない、病める人たちの狂気も本当の狂気ではない。私たちが病人とみなしているその狂気は、私たちによって病人にもたらされた破壊という人工的所産であり、かつ病人が自分自身の上に加えた破壊という人工的所産でもある」

「私たちは、自分が本当に正気であるなどと考えてはならないと同様に、私たちが本当の狂気に出会っているなどと考えてはならない」

「ひとりの人間が世界と自己とをどう体験するのか、その体験の本質を明らかにする作業のなかで、分裂病の人たちの個別的体験も世界内存在という全体的脈絡のなかで捉えられなくてはならない。そのためには、病者が分裂病に到るプロセスをその人の人間的成長の側に立つこと、その人の真の自由の側に立つことが、精神医学に要請されていることである」

などなどと、激しい言葉が連ねられる。

これらの宣告は、一九六八年、フランスの五月革命をはじめ日本での全共闘運動のスローガンとして叫ばれた「東大解体」「自己否定」にみごとに通底していることに驚かざるをえない。また、精神医学領域に限っていえば、かつてのドイツで了解人間学が展開しようとした発病状況論を極端に推し進めてゆけば必然的に行き着く局面だったのかもしれない。

このような思想のもとで、レインはキングズレイ・ホール*での実験的治療をはじめている。これまでの精神医学的治療を排し、病者に「その人の真の人間的成長側に立って」、自由に分裂病世界を展開させることを許せば、彼らは本来の自己を取り戻して自然に帰還してくるという「分裂病旅路説」(『経験の政治学』[12])を提唱する。このキングズレイ・ホールの試みがどこまで徹底できたのか、レインはその最終局面を報告しないままにフランスで客死している。私た

＊ キングズレイ・ホール：ロンドン東部のコミュニティ・センター。一九六〇年代半ば以降、反精神医学を主導したR・D・レイン、D・クーパーらはここを彼らの臨床実践の場とした。ここでは、医療従事者・患者といった役割や関係性が否定され、薬物療法などの治療も行われなかった。医療施設ではなく、共同生活施設にちかい。宿泊施設と紹介されることもある。

ちはいま、分裂病者に自由に「旅」を貫徹させるには、この社会という共同体はあまりにも制約に満ち満ちている、そのように想像するだけである。

この新しい治療の流れは、最近日本で話題となった「べてるの家」[13]の実験的治療にも共通したものを窺うことができる。

イギリス反精神医学の日本への影響

ただここでは、繰り返しにはなるが、反精神医学運動が私たちを刺激したところを三つの点にまとめて記しておきたい。

一つは、レインが家族研究からはじめて到達した反精神医学運動は、病者をできる限り「了解」しようとする了解人間学に共通する基盤をもっていたことである。いわば精神分裂病をヤスパースのいう精神的プロツェスの結果とみる「疾病」観に対して、発病状況論を含めて多様な生育環境から結晶化して出現してくる「病気」として、心因論的に理解しようとする試みからはじまっていることである。

精神分裂病の器質身体因論をまったく否定することはできないが、しかし、なぜこの病気が青年期に多く発現してくるのか、いかなる状況でこの病態が顕在化してくるのか、どのようにして寛解という鎮静期が到来するのか、そしていかなる契機によって病気が再燃するのか……

などは、私たちの臨床においてゆるがせにできない疑問であり、器質身体因論では答えられないであろう謎である。日常の臨床において、精神科医なら誰もが病気の再燃を防ぐために留意しているところであり、その安定化のためにはクスリの服用だけではなく、家族関係をはじめとする人間関係のあり方が症状の緩和ないし激化に果たす役割に十分留意しているはずである。反精神医学は、この状況論・心因論的側面への関心をあらためて促したものとみることができる。

二つには、精神医学的治療なるものが本来の意味での治療となっているのかどうか、この疑問をラジカルな形で投げかけたことであろう。この疑問は、精神医学が成立したときからすでに繰り返し記述されてきたところである。治療とはいうものの、当初は間違いなく治安政策として「おかしな人、変わった人」を施設に隔離・収容するところからはじまっている。十八世紀、イギリスのコノリーやフランスのピネルたちが病者を鎖から解放し、無拘束で看守する「人道的」な試みを敢行した。しかし、それは鎖や拘束衣という「物理的」制縛から、彼らを「病人」とみなす「道徳的」制縛に変えただけにすぎない(フーコー)。

保護室は本当に病人たちを保護するためにあるのか、むしろ病棟での混乱を防ぐための治安的対処からなっているのではないのか。電気痙攣療法や薬物療法もまた、彼らを治療するためというより、狂気を抑圧するためという側面の方が強いのではないのか。

とすれば、二一世紀の今日といえども、私たちは病人を抑圧する側に身を置いていることになる。社会の治安政策に加担している。そのような制度つまり権力機構のなかで日々仕事をしていることになる。この一面のみが過剰に拡大視されたとはいえ、精神医療にまといついてきたこの本質を否定することはできない。この事実を、反精神医学運動は新しい形で私たちに自覚させることになった。

「狂気」が「病気」とされ、それが科学・医学によって「疾病」として捉えられるのは、科学という名を借りた悪しき医学化 médicalisation であり、この科学こそが今日問われなければならない。

三つには、上記の二項と重なり合わせながら、直接に「狂気とは何か」を問うてきたことである。狂気とは、私たちが本来つねに携えている人間の内奥にある〈何か〉であり、その〈何か〉を抑圧していることで、私たちは「自我」を形成し、その自我を基盤にして私たちの社会は辛うじて成り立っている。

いま、その社会が問われているのだ。若者の一部はストレートにその管理機構に異議申し立てをする運動に参加する形で反‐社会を試み、ある者はヒッピーという形で脱‐社会を試みたのもこの時代である。第一次大戦後、スイスからフランス、ドイツに波及した、既成の権威、道徳、風俗を否定するダダイズムに共通するところが少なくはない（フロイト「文化への不満」）。

政治的・社会的なスローガンは、今や人間的なスローガンとなって「狂気の復権」という言葉まで飛び出す。

一部の人たちからは「狂気の神格化」とまで揶揄されることになるが、この反精神医学のプロパガンダに多少なりとも反応しなかった精神科医はいなかったのではないだろうか。精神医学を専攻し精神病者に手を差し延べようとしたのは、どこかで彼らのもつ狂気（＝〈何か〉）に触れてみたかったからであり、それを自分の内奥にある狂気に重ね合わせてみたかったからではないのか。そうとまでいわなくても、狂気の神秘性、こころの「死と再生」という不可思議に触れることをこころの片隅で求めていたからこそ、精神医学なるものを選んだのではないのか。

反精神医学は、精神医学を選んだモティベーション、精神科医であることのアイデンティティを再度模索するよう私たちを促した運動であったように思う。

蛇足ながら、この反精神医学運動は一種のロマン主義だとして、反‐反精神医学 anti-antipsychiatrie の名でアンリ・エイ Ey, H. から反批判されたことも、ここで付け加えておくべきであろう。[14] フランス精神医学の碩学であり精力的なエイは、従来より器質力動論 theorie organo-dynamique を提唱しており、精神力動論を重視しつつもその背後に器質的な偏倚のあることは無視できないという立場を固持しつづけている。

精神障害の器質論と心因論との架橋ははたして可能であろうか。

医療改革運動、その後

全共闘運動に連動するかのように起きた私たちの運動も、次第に収束してゆく運命にあった。インターン制度が廃止され、無給医制度も研修医制度という形に「修正」されるにしたがって、小児科をはじめ内科系、外科系の運動は数年で終焉の方向をとっていった。

しかし精神科の運動は、精神医療に内在する問題があまりに大きくかつ深いところにあるために、数年で収束しうるような類いのものではなかった。

学会闘争の一時的な激しさは減じたものの、反精神医学運動で象徴的に暴き出された問題が解決されたわけではない。告発は、医局講座制の長に、あるいは精神病院の長に突き付けられただけではなく、同時に告発した当の私たち自身にも跳ね返ってくるものであった。

金沢学会の異議申し立てに主導的な役割を果たした同僚たちのうち、すでに記したように、森山公夫先生は東大赤レンガ病棟の自主管理を貫徹しつつあり、藤沢敏雄先生は作業療法・生活療法を批判しつつ、地域保健婦たちとともに地域医療に身を投じ「東京都地域精神医療業務研究会」を立ち上げることになる。広田伊蘇夫先生、中山宏太郎先生は当時法制審議会から提示された保安処分問題に取り組み、また精神医療をめぐる諸々の法整備にその学識のすべてを傾けていた。星野征光先生をはじめ、多くの精神科医が精神神経学会の理事という役職に就き、精神医療の改革にそれなりの役割を果たそうとしている。さらに多くの人たちは、自分たちの所属する病院という現場で病棟開放化に取り組み、長期在院者の退院促進（アパート退院）などに、新しい精神医療の展望を見いだそうとしていた。医療改革運動の機関紙とでもいうべき「精神医療」誌の編集委員会に参加し、問題として浮かび上がる精神医療のあり方をそのつど整理して読者に伝える仕事に就いた人たちも少なくない。

一九八四年、宇都宮病院事件

このようなとき、一九八四年、「宇都宮病院事件」が明るみになる。* 退院した一患者が訴え出たのがその発端となった。関東一円から患者をかき集め、看護者の暴力が日常化している実態が明らかになったのである。金沢学会闘争の引き金となった安田病院事件、栗岡病院事件と同じ「不祥事件」がまだまだ残存していることを知らされることになる。この病院は一九六一

＊　宇都宮病院事件：一九八三年、報徳会宇都宮病院で、看護職員らの暴行によって入院患者二名が死亡した事件。翌八四年、患者の告発がきっかけで事件が明るみに出る（「朝日新聞」一九八四年三月十四日朝刊）。入院患者の虐待、超過入院、使役労働、無資格診療、違法解剖、東京大学医学部との癒着が次々と明らかになり、三年間で約二〇〇名の入院患者が死亡していたことが確認された。この事件を契機に一九八七年に精神衛生法が改正され翌年精神保健法が施行された。

年に五七床の病床を持つ形で創設され、一九六七年には三七五床、一九八四年には九〇〇床と、飛躍的に増床を重ねてきており、しかも常勤医はほぼ四、五名という実態が暴露されたのである。(15)

しかもこの病院には、非常勤医師として東大精神科医局や東大脳科学研究所の医師たちが出入りし、学術研究の拠点としても位置づけられている存在であった。かつて若手精神科医たちが、医局講座制と私立精神病院との癒着として取り上げた事態が、金沢学会の十五年を経た時点でも存続していたことになる。私たちにとって大きな衝撃であった。

海外からの日本の精神医療政策に対する批判もあり、ようやく精神衛生法が見直されて精神保健法としての法整備がなされたが（一九八八年）、これは激しい異議申し立てを〈ある程度〉すくい上げるという「修正主義」的な政府の対応でしかなかった。日本の精神病院問題は、一部の精神科医たちが取り組むにはあまりにも大きな政治的ともいえる課題だといわざるをえない。

諸外国の精神医療がほとんど国家の治安政策からはじまり、精神病院も大多数が国公立の政策で営まれているのに対して、日本の精神医療は家族が身内の病人を施設に預けるという形ではじまっており、八〇パーセントを超す精神病院が私設の病院（患者預けどころ）として機能してきた、この日本の特殊性を抜きにしては語れない問題であろう。国の政策変更がただちに私立病院を動かすことなど容易でないことは十分に考えられるところである。そして事実、私立病院は旧態依然のまま存続しており、今なお三二万床という厖大なベッドを抱えている。私たちの身近な病院にも「処遇困難*」といわれる人たちをどうするかという課題が残っている。罪を犯したいわゆる「触法患者**」の収容・治療をうたう「医療観察法」によっても対処できないケースも少なくはない。それほどまでにこころの病いは深い。

『分裂病の精神病理』ワークショップ

そのような騒がしい改革運動とは別のところで、精神病理学を深化させたいという人たちは、一九七一年、熱海で「ワークショップ」という名のサロンを再開させている。土居健郎先生が発案してはじめられた、と聞く。

十年前、「精神病理・精神療法学会」に異議申し立てをした私たちは、日本の精神医学ことに精神病理学を主導してきた人たちとして、西丸四方、村上仁、島崎敏樹、井村恒郎先生たちを第一世代と名づけ、戦後にこの病理学に幾多の業績をあげた土居健郎、加藤清、荻野恒一、

* 処遇困難：処遇困難とは精神科領域では、入院患者のなかで、その症状や問題行動により病院内における治療治癒に著しい困難がもたらされる一群の患者に対して用いられる。

** 触法患者：触法行為を行った精神障害者のこと。

笠原嘉、小木貞孝、宮本忠雄、藤縄昭、安永浩先生たちを第二世代としたが、主にこの第二世代が活躍して戦後日本の精神病理学をさらに充実させようとしたのであろう。闘争のさなかで、戦後の精神的解放のなかで開花したこの精神病理学を、現実の精神医療から遊離した「徒花である」と称した若手精神科医に対して、「たとえ徒花であるにしても花は花である」という心意気を表明した先達もいた。やはり「学」としての精神病理学はそれらの現実には左右されず「永遠の真理」を追究すべきだとする姿勢があったのかもしれない。

サロンと呼んだ。だが、私はこの種のサロンを全面的に否定する気持ちはなかった。事実、かつての精神病理学的研究もサロンから生まれたものであったが、日々臨床の場で私はその成果にどれほどの恩恵を浴していたかを思い出していたからである。やはり、こころの病いに苦しんでいる人たちを臨床でよりよく理解できるようになるためには、精神病理学が必要であった。

このワークショップの成果は、毎年シリーズで東大出版会から『分裂病の精神病理』(16)と題した形で刊行されていた。安永先生の「ファントム理論」、木村敏先生の「自己の病理」、中井久夫先生の「寛解過程論」などの論考は、魅力的ですらあった。私の理解がおよばないところもあったとしても、教えられるところが多々あり、その一年一年の刊行を楽しみにしていたほどである。ただ、宇都宮病院事件で暴露された日本の精神病院問題はここで論じられるようなことはない。

私はこのワークショップに対してアンビヴァレンツに終始しており、意をけっしてこのサロンに参加したのは十一回目の集いのときであった。やはり精神病理学に対する思いは断ち切れなかったというしかない。

一九七八年から、高柳功、福田攷ら七名の富山在住の先生たちがはじめた「精神病理懇話会」も、清水将之、高柳功両先生から誘いを受けて参加するようになった。それも、その会が発足して十年以上も経ってのときであった。

医療改革の運動と精神病理学、私は「二足のわらじ」を履くことになった。そのように評されてもやむをえない私のスタンスである。ただ、私自身は改革運動と精神病理学とは、まったくかけ離れた別個の領域だとは思えない。そのような気持ちを抱きながら辛うじて『精神病理学とは何だろうか』という問いを「精神医療」誌に連載し、その連載をまとめて一冊の本にして悠久書房から世に問うのが精いっぱいであった。

『分裂病の精神病理』のワークショップは十六年つづいて終了することになった。関心を抱いていた精神病理学は、富山の「精神病理懇話会」が発展して「日本精神病理学会」となり、多数の精神科医が集うところとなったが、臨床から離れて次第に人文科学的・哲学的な傾向を強めてきている。そして、学会会員数も学術集会参加者数も頭打ちになってきている。

精神病理学が直接臨床に資するところが少ない、精神病理学を基礎にした精神療法が日々の臨床に成果を発揮するのかどうかも明らかではない。即効性・速効性を求められる成果主義のもとでは、精神病理学の存在理由は見いだしがたく、薬物療法がどうしても優先される。そのような臨床からの要請に応えるべく、精神医学は薬物療法、生物学的精神医学の方向に傾斜してゆく。それと呼応するかのように一九八〇年にアメリカで刊行されたDSM－Ⅲ（『精神障害の診断と統計のためのマニュアル』）が日本にも定着してくることになる。

第六章
一九八〇年代　精神医学の変貌

医療改革運動から精神病理学を見る

精神医療改革運動に終わるべき里標はなかった。精神病院の病床数はなお増加しつづけ、それに対して精神科医の数の増加はなお微々たるものでしかない。いわゆる「処遇困難例」や「触法精神障害者」の問題は緒についたばかりであり、学会認定医問題もまだ結論が得られているわけではなかった。そのようなとき、「宇都宮病院事件」（一九八四年）がマスコミを賑わわせたことは先の章に記した。

精神病理学や精神分析学の学会に異議申し立てをする仲間に加わったものの、それは学会が現実の医療の荒廃を置き去りにしてきた事態を外から批判しただけで、精神病理学そのものを内から批判するものではなかった。新しい精神病理学への道がみえてきたわけでもない。一部では、土居健郎先生の発案のもと、精神病理学第二世代が中心となって、熱海で「分裂病ワークショップ」がクローズドな形で開催されていた。そこでは興味深い精神病理学の討論が交わされていたようだが、やはり現実の医療からは遊離したものに思え、そのワークショップに関わることを躊躇わせていた。ハイデッガーからラカンへと関心の移行もはじまっていたようだが、私たちの日常の臨床に、なぜ外国の哲学的思考が必要なのか、理解のおよぶところではなかった。生物学的精神医学という新しい学術集会も始まっていた(一九七一年)が、この動向を論じるには、私にはその基礎となる科学的知識が欠如している。

DSM-Ⅲの流入

そのような精神医学の停滞期に、アメリカからDSM-Ⅲという黒船が日本にやってくることになる。いわゆる「精神障害の診断と統計のためのマニュアル 第三版」である。

このDSM-Ⅲの兆しは、数年前からアメリカの精神医学関係雑誌などで、しきりにクルト・シュナイダーの第一級症状の検討が行われ、そこから症状評価尺度表作成の試みがなされているところからも察知されるところであった。アメリカでは、かつて精神分析が精神医学を主導していたが、その力動精神医学に方向づけられた臨床はあまりに個別的であり、精神医学界の趨勢に沿うものではなくなっていた。このころには、精神分析もすっかり顧みられなくなり、脳科学、遺伝子解析、神経伝達物質などの生物学的研究が精神医学にも波及しはじめていたことを物語る。

ほんの一エピソードに過ぎないが、統合失調症の概念の範囲が、一連の調査によって、ロンドン（イギリス）とニューヨーク（アメリカ）とでは若干異なっていることも話題にされた。(1)図8に示したように、ニューヨークのほうが、破線で示されているように、統合失調症概念をいくらか広くとっている。おそらくアドルフ・マイヤーによる、統合失調症を反応性の病気とみる見方が当時はアメリカの統合失調症概念を広くさせていたのであろう。

このような診断の幅に差異が生じていれば、ある一つの精神障害に対する疫学的統計的調査も薬効判定も、またその精神障害に対する生物学的研究も「統計的」意味を持たないことにな

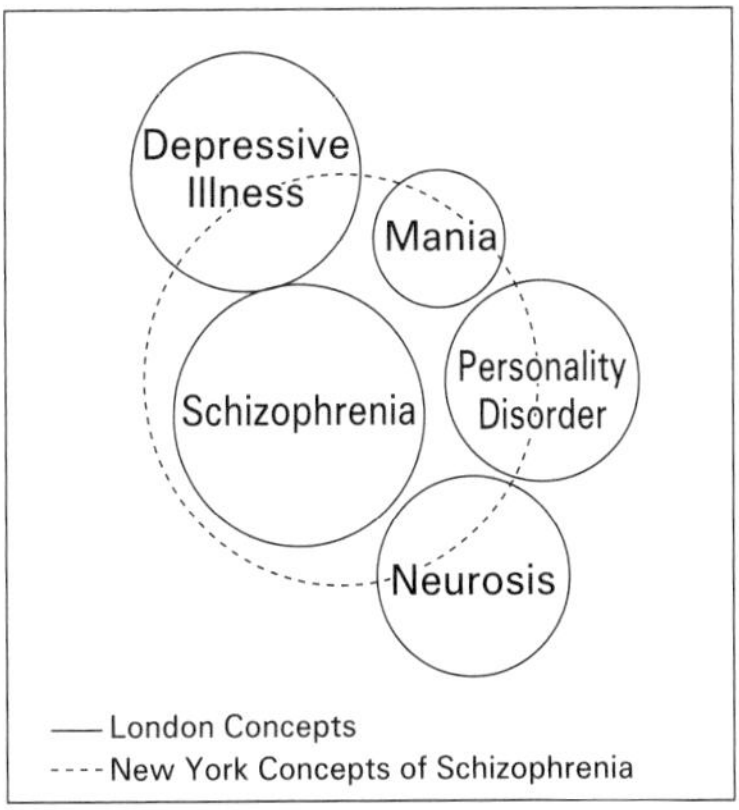

図8　ロンドン（イギリス）とニューヨーク（アメリカ）との統合失調症概念の相違（1972年の調査）

る。ＤＳＭ－Ⅲは世界保健機関（ＷＨＯ）が作成したＩＣＤ（International Criteria of Disease）にならってアメリカ精神医学会が独自に練り上げた、精神障害の診断を下すための「手引書」であった。

ＤＳＭ－Ⅲの序文から

ＤＳＭ－Ⅲの序文には、次のようなマニュアルを利用するための前提が掲げられている。

1　このマニュアルは、ＲＤＣ（Research Diagnostic Criteria）、研究（リサーチ）のための診断基準の指針であること、つまり精神疾患に罹っている人たちの多数例を対象とする指針であり、臨床における一人の患者を診察・治療するためのものではないこと、

2　個々の患者は、たとえば統合失調症の場合、「統合失調症者 a schizophrenic」と表現するのではなく、「より正確」を期して「統合失調症をもつ人　an individual with Schizophrenia」と表現すること、

3　疾病の原因や病態生理学がまだ確立されていない障害の場合、現在の段階では理論的な考察には立ち入らず atheoretical な（脱－理論的な）アプローチにとどまること、そのために、疾病の成因が考慮されなければならない「神経症 Neurosis」という病名は排除したこと、

4　したがって、病像の記述（descriptive な方法）だけにとどめ、この症候の記述される

ところから各々の疾病を定義し診断しようとするアプローチであること、

などが記されている。

このようにしてGP（General Physician　一般開業医・実地医家）にも呼びかけ、精神疾患に罹った人たちの診断を公約数的に集計する作業が目論まれたことになる。

症状を細分化・対象化して母集団を形成する

1について、たとえば統合失調症を科学的・生物学的研究の対象とする場合、多くの「統合失調症の人たち」はできる限り均質であることがその研究にとっては望ましい、いや不可欠ですらある。

統合失調症患者の前頭葉をPET*やSPECT**といった画像から共通の所見を取り出そうとする場合、その研究の母集団である統合失調症患者たちはできる限り均質な患者でなければな

* PET：Positron Emission Tomography の略。X線やその他の放射線を用いて生体内の情報を取り出し、コンピューターで情報を処理して、断層画像を得る、いわゆるCT（コンピューター断層撮影法）の一種。生体について神経伝達物質、代謝、受容体など、多くの生理学的生化学的測定が可能。

** SPECT：Single photon emission computed tomography の略。PETと同様CTの一種。血流や代謝を指標に局所の脳機能を非侵襲的かつ比較的容易に評価することができる。統合失調症、躁うつ病、認知症、脳腫瘍、感染症など、多様な精神疾患、脳疾患に広く用いられている。

らず、そこに不純な患者が混じり込むことは許されない。

クスリの効果を評価する薬効判定でも、Aという薬物が統合失調症にどの程度有効かをみるためには、その対象である統合失調症患者の診断が不揃いであれば、Aという薬物の統合失調症に対する有効性の評価判定は著しく疑問に付されることになる。

①四五歳以前の発症であること、②病像が少なくとも六ヶ月持続していること、③症状として、奇異な妄想（身体的・誇大的・宗教的な妄想）、被害妄想、幻聴、思考連合の弛緩のいずれかの一つがあり、発病前より生活能力の低下がみられること、といった現在症が統合失調症と診断するための基準とされた。この基準に沿って集められた人たちの脳所見や薬効判定が、共通の特性として抽出・同定される。指針に則って症状を拾い集めるというその操作の簡便さが受けてか、序文に「臨床における一人の患者を診断・治療するためのものではない」との制約が記されているにもかかわらず、臨床でも多用されるようになる。極言すれば、この症状があればこのクスリといった、コンビニ的な便利さが日々の臨床のなかに浸透してゆくことになる。いわば「症状中心主義」をもたらしたことになる。

ここでは統合失調症に苦しむ患者個々の個性は顧みられない。

統合失調症の「疾病」化——患者の個性に惑わされない試み

2について、患者を「統合失調症をもつ個人」と呼称する、その背景にある姿勢も当時いくらか疑問視されていた。もちろん「統合失調症者」という呼び方、ことに当時の「分裂病者」という呼び方は、患者の人格ないし人柄に対する社会的偏見をも反映していて、けっしてよい呼び方だとはいえない。しかし、統合失調症という病いは、その人の素質、生育歴、生活史、発病状況など、性格、人格、環境と切っても切れない「病気」であることもたしかである。統合失調症を、科学的医学的な「疾病」として当人の人格から切り離して論じることはできない。An individual with Schizophrenia という呼び方のように、with か without かによって論じられるような病気なのではない。コブ取り爺さんのコブを取るのとは異なり、その個人の人格から schizophrenia を取り外すことなどできない病気なのではないか。schizophrenia を、あたかも外部から付着した「疾病」であるかのように扱う姿勢を垣間見たくなる。統合失調症を内と外との相克から発症してくる病気だとみてきた精神病理学にとっては、その内（＝内因）を無視するかのような診断指針の表現はやはり奇異と思わざるをえない。ここには schizophrenia の「症状」さえなくなれば、つまり without schizophrenia となれば、統合失調症ではなくなるという考想が見え隠れしている。寡症状性の統合失調症*という精神病理学にとって中核的な病気はどう捉えたらよいのか、という連想にまで誘われる。

ＤＳＭには、症状をクスリによって消褪せしめれば、それぞれの患者は「回復（リカバリー）した」とみなそうとする姿勢を読み取ることもあながち誤ってはいないであろう。事実その後の臨床も、クスリによって症状さえ治まれば、with schizophrenia が without schizophrenia になるという考え方が、精神科医の臨床を支配しはじめてきている。アルゴリズムという一、二ページにも満たないチャートに沿って、症状の存在をイエスかノーかでたどることによって、クスリを選択してゆくマニュアルまで精神科医は利用するようになった。イエスかノーかの二分法にはすでにこの時点で評価者の主観が強く入り混じること、このような二分法を積み重ねてゆくことが真に客観的な評価になりうるか……など、この種の操作方法から生まれた症状評価尺度表の功罪については、のちほどまた触れることにしたい。

Atheoretical な診断は可能か

３にあげた、atheoretical な立場、これを「非‐理論的」と訳すべきか「脱‐理論的」と訳すべきか迷うところであるが、この点についても触れておきたい。現在の段階では、精神疾患の成因についてはさまざまな理論があり、この多様な理論に踏み込むことはマニュアルとしての簡便さを失うことになる、ということであろう。精神疾患の発症には、これまで生物学的器質的な要因を重視する考え方、それとは逆に生活歴など環境要因を重視する考え方など、さまざまな理論が錯綜して結論を得ないままに今日にいたっている。精神疾患をそれとして同定し疫学的統計的に処理しようとする立場に立てば、この錯綜した議論にとらわれることは作業を著しく遅延させることになり、また実際的ではない。

神経症という診断名が廃されたのも、神経症そのものが生活歴や環境要因など精神分析的「理論」を援用しなければ語れない性質のものだからかもしれない。さらに神経症という診断は、あまりに多様な様態を含む概念であり、たとえば対人恐怖、離人神経症、強迫神経症など従来の診断が含む病態は、相互に移行しつつ入り混じりうるものであり、デジタル的な操作的カテゴリー診断にはなじまないからであったかもしれない。

「神経症」という概念は、十八世紀カレン Cullen にはじまるが、ジャネの「心理分析」やフロイトの「精神分析」という「理論」をまって、はじめて定着したものである。この概念には、単に症状だけを拾い集めてそれと名づけることなどできない幾多の心的要因が内包されている。患者の素因、環境、生育歴、生活史、発病の契機などとともに、発育過程に結びついた心的なメカニズムへという心理学的・精神分析学的理論への視界を欠いては論じられない概念であろ

＊ 寡症状性統合失調症：自我障害や妄想知覚など特異な陽性症状を欠いた統合失調症。寡症状性統合失調症例から、陽性症状ではなく、その人間学的根底を探求することが、統合失調症の精神病理学的研究の中心的テーマの一つであった。代表的な研究として、ブランケンブルクの『自明性の喪失』が挙げられる。

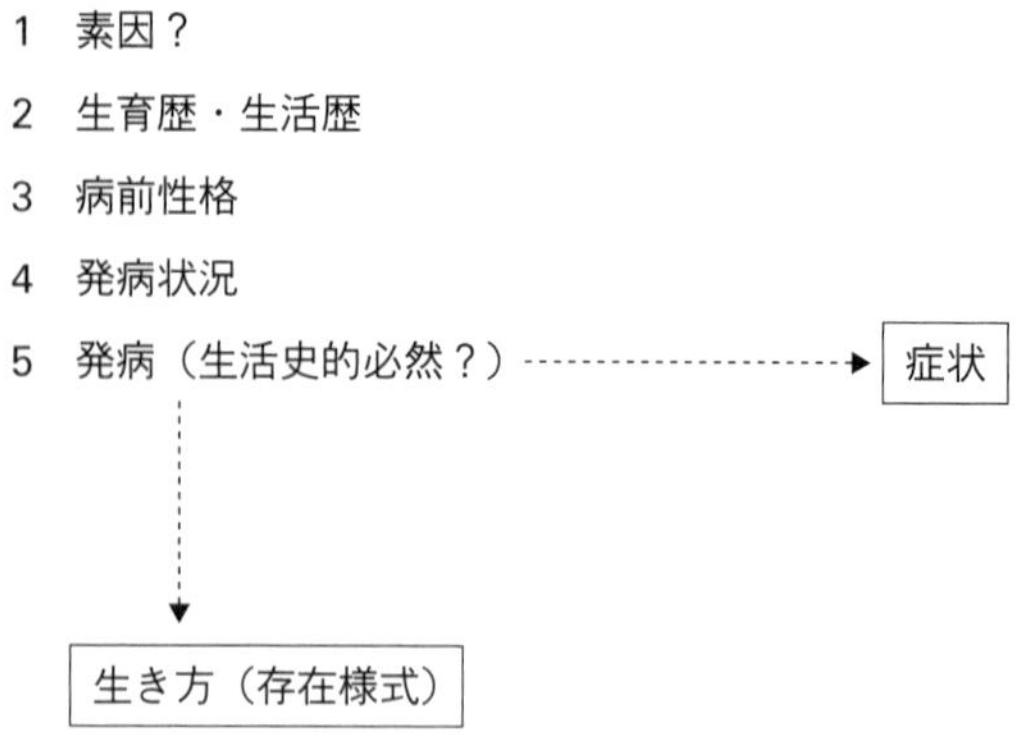

図9

う。やや各論的となるが、その一例として離人症がDSM－Ⅲでは、解離性障害として位置づけられた。きわめて馴染み深く精神病理学的にはすぐれて興味深いこの離人症は、人格の深いところの変容が清明な意識のもとで語られる病態とみなされてきたが、単に自己と外界とが解離しているという症状解釈だけで解離性障害とされている。この位置づけには、DSM－Ⅲが公表された当初から、多くの精神科医から疑義を表されている。

臨床の場で私たちは、一人の患者を前にして、なぜこの人が今というこのときに発症したのか、どのような遺伝負因をもち、どのような生物学的器質的欠陥を蔵し、どのような性格、どのような生育歴・生活史を辿って、今このときにいたっているのか……を、問うているはずである。症状は、その患者が生きてきた過程で産出した派生現象にすぎない。**図9**で提示したように、右側に記した「症状」は、左側縦軸に沿った患者の「生きた歴史」という背景なしには出現しないものである。そしてなお、病める人としてでもなお生きつづける、その生き方に私たちは関わっているはずである。

患者のほうも、臨床の場では、私たち医療者を前にして、何かを感じ、何かを考えている。この患者－治療者間の間主体性・相互性も無視されるべきではない。目の前の患者のこの「全体」が私たちに訴えかけてくるもの、それは幻覚や、まとまりのない会話、緊張病性の姿態……などといった部分を集計しても、それでは包摂できない〈何か〉を含んでいるはずであり、その何かが私たち医療者に訴えかけているのだ。

全体は、部分をいくら拾い集めても全体とはならない。目の前にいる患者は「病んでいる一人の人間」であって、「疾病をもっている人間」なのではない。

「記述」とは何か？

これまで述べてきたことと関連するが、4について、DSMの序文は症状の記述description のレベルだけにとどめる、というスタンスをとっている。脱－理論的な立場に立つとする方針に沿えば、当然帰結するところであろう。しかしその集計されるべき症状は、断片化され記号化されたものであり、表層的で平板化したものにすぎない。もちろん、この症状の羅列から何を読み取るかは、精神科医の姿勢にかかってはいる。被害妄想という症状をとっても、それが、「他者の圧倒」によって産出された統合失調症性の妄想なのか、それとも「自責感」の積み重ねから進展してきたうつ病性の妄想なのか、その違いは根本的なもののはずであるが、その検討をＤＳＭは促してはいないように思われる。

症状から疾病を同定しようとする動向は、クルト・シュナイダーの第一級症状の記載になったものであろう。(2) しかし、そのシュナイダーの精神病理学的な思索がＤＳＭからはなかなか伝わってはこない。彼は、病気を身体に起因する「疾病」とそうでない「病気」との峻別にどれほどの思索をめぐらせていたか、そして前者はあくまで「要請」であると自己限定している、そのような思索の背景があっさりと捨象されている。

この症状の記述に関して、いま一つ指摘しておくべきことは、この断片化された症状羅列から該当する症状を拾い上げる作業には、症状推移、症状変遷、症状移行へのまなざしがなおざりにされていることである。たとえば、かつて日本人に特異的とされていた対人恐怖が、今日では社会不安障害と命名されるようになり、それのみの診断と治療指針とがマニュアルに記載されているが、対人恐怖が進行すると、患者は強迫観念に悩まされるようになり、ときには「人びとが自分を忌避する」という被害的な妄想まで作り上げるようになる。社会不安障害、強迫性障害、被害妄想様観念……は、一連の症状推移の流れの中で位置づけられてしかるべき病状であるが、それらがまったく孤立した症状として捉えられていることになろう。社会不安障害と強迫観念とが異なる症状として、どこで線引きされるのか、その cut off point を定めるのに迷わざるをえない。したがって、ときには社会不安障害と強迫性障害という二つの診断名をもつ comorbidity といった考え方まで登場してくることがある。人間のこころに二つの病気があるということになるのであろうか。それは考えにくい。一つの病気に二様の症状が現れているにすぎないのではないか。

DSMの「症状中心主義」を取り上げながら、その症状の断片化、平板化にいくらかの異議を申し立ててきた。もちろん、疫学的統計的な研究を目指した診断指針である以上、断片化と平板化はやむをえない。どの時点で病気を疾病と同定するのかは、その時点が限られたものにしなければならないのは当然であり、この要請を無視して統計的処理のための母集団を構成することはできない。

しかしこの要請は、あくまで疫学的統計的研究のためのものであり、臨床のためのものではない。マニュアルとは手引書であり、この診断と統計のための手引書は簡便なものでなければならないが、それがそのまま臨床に利用されるようになってきている。簡便さとは、臨床で目の前の患者の様態を精神科医一人ひとりが自分の問題として考えることをしないことにつながる。病状を対象化することは、「患者に教えられる」「患者に学ぶ」という姿勢を精神科医から奪うことになりかねない。

精神症状記述の基本に立ち返って

K・ヤスパースは、精神現象を把握する基本は「理論」にあるのではなく、個々の現象をそのつど忠実に記述し、それらの現象が「了解可能」かどうかを検討し、了解不能であればあとは「説明」にゆだねるほかない、という厳しい制約を私たちに課した。

ここでいささか時代ものめくが、村上仁[3]による精神分裂病の症状変遷を顧みることも無駄ではないであろう。K・コンラート[4]にも同じような症状変遷の経過がたどられているが、図10は精神分裂病の発症から極期、末期へといたる経過が三段階に整理されて図示されている。一人の分裂病者の発症から極期、末期にいたるまで、その症状の変遷が進行の経過として捉えられている。すぐに思い当たるところは、DSMではこの図に示されている矢印（↓）への視点が削除され、個別的断片的な症状としてとりあげられていること、時間軸が視野にないこと、カテゴリーとして評価時点だけの症状評価となっていることであろうか。

さらに、村上の図では図に示した人格水準の変遷と関連づけて症状が論じられているが、DSMでは、この人格水準と症状との関連にまで考察を広げることを控えていることである。

村上は、まず精神分裂病の初期発症期には症状そのものとしては通常の神経症と区別しがたい症状、つまり離人症、強迫観念、強迫行為、恐怖症、さらには躁うつ病様、ヒステリー様症

分裂病における症状の変遷

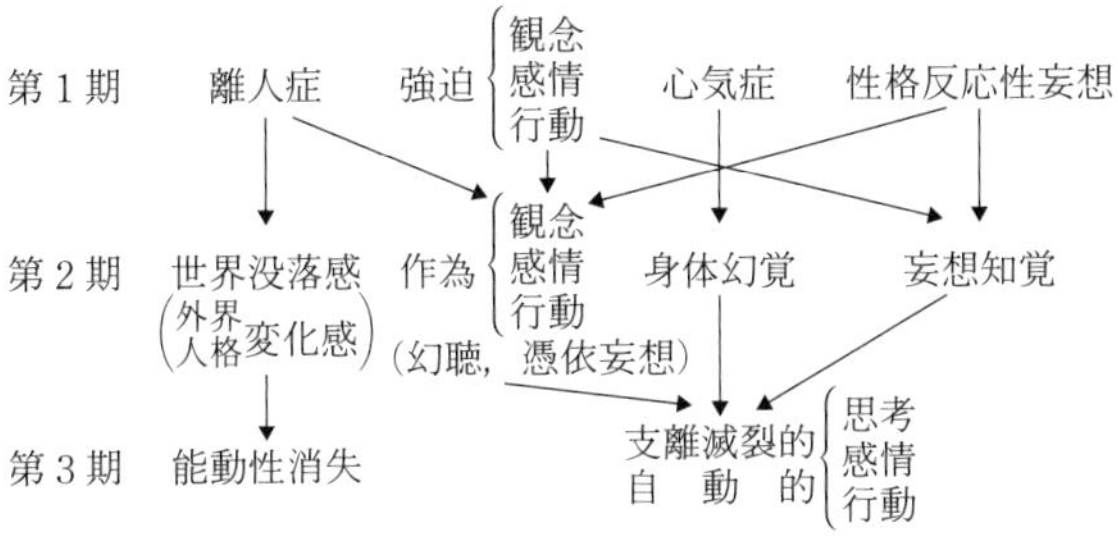

人格の変遷

第1期　神経症様人格変化

第2期　自我限界の不明瞭化，及び自我の再編成

第3期　能動性消失，及び人格統一性の消失

図10

状がみられるが、まだこの時期では「病者の人格もだいたい外界との接触が曲がりなりにも保たれている」。第2期に入ると、「分裂病に特異的な主観症状が現れはじめ、作為体験、作為性幻聴、影響感情、憑依感や、妄想知覚性症状すなわち直観的予言的意味意識など、シュナイダーが第一級症状とした症状が現れる」。

　第1期の症状は、自我の一部が客観化されて外部の世界となること、第2期の症状は、外部の世界が自我によって主観的に変形されることであり、第3期にいたると、自我の統一性はほとんど失われ、病者の体験としての主観的症状ははなはだ不明瞭で捉えどころのないものになり、客観的にのみ、能動性の消失、外界からの自我の断絶、自我機能の解体、両価性、拒絶性、衝動行為などによってしか記述できない病像を呈するにいたる、としている。

このように統合失調症の多彩な症状は、つねに自我（人格）の変遷と結びついて顕在化するのであり、人格構造全体から離れて孤立して現れてくるものではないことが強調されている。一九四九年（昭和二四年）、精神神経学会において宿題報告として発表され、「精神神経誌」に掲載されたものであり、いささか古典的すぎる論考であるが、精神科領域の患者を見立て、その病像を考察する基本的な姿勢として、症状を人格との関連で捉えようとしている点は今日でも変わるところではないであろう。

症状評価尺度表の登場、症状中心主義への傾斜

DSM－Ⅲが日本の精神医学にも取り入れられた一九八〇年代、臨床は「症状中心主義」「症状重視主義」に彩られてゆく。これまで述べてきた症状と人格との関連は考察の外に置かれ、幻覚なり妄想なり、また「まとまりのない会話」などという症状が個々別々に寸断化して捉えられ、デジタル式観察記述の対象となって評価されることになる。

それは、一九八〇年代の半ばをすぎるころ精神医学関係の雑誌を賑わせた「症状評価尺度表」が登場し広く臨床に利用されたことからも窺うことができる。その例として、ＰＡＮＳＳと呼ばれる「陽性・陰性症状評価尺度」をみてみたい。[5]「統合失調症の状態像を総合的に偏り

なく把握するための評価尺度」と謳われており、陽性症状七項目、陰性症状七項目、総合精神病理評価尺度十六項目からなるチェックリストで構成されている。陽性症状の、妄想、観念の連合障害、幻覚による行動、興奮……などは、「なし」「ごく軽度」「軽度」「中等度」「やや重度」「重度」「最重度」と七段階で評価することになっており、陰性症状、総合精神病理評価尺度も同様七段階でチェックする様式となっている。

もちろん、症状評価の妥当性 validity、信頼性 reliability の検証が前提であること、これをもってはじめて客観的な評価が得られることなどが条件となってはいる。しかし、妄想が「やや軽度」「中程度」「やや重度」と評価されるのがどのような臨床場面においてであるのか、それと評価するには評価者の主観が相当に介在しているはずではないか、とすれば当初目指された客観性はどのように保障されるのか、症状評価の総合と臨床の場で治療者が直接患者の「人となり」から得られる評価との間に齟齬はないか、などといった疑念は拭えない。

一人の人間（治療者）がいま一人の人間（患者）と出会うときの、相互関係はまったく評価の対象外にあり、妄想がどのような患者―治療者関係のなかで語られるのかへの視点もない。妄想は妄想としてすっかり「対象化」される病態となった。先に触れた with か without かの二者択一で取り扱われるようになった。

症状評価尺度表と抗精神病薬の効果判定

この「症状中心主義」からなる症状評価尺度表は、新薬の薬効判定にフル活用されることになった。みごとにこの時代に一致した現象である。「病気」を「疾病」として同定し、その疾病は「症状」からなる、という考え方はコンピュータによる操作的な作業とも一致し、製薬資本の臨床への浸透とも、世にいう成果主義とも一致している。新しい時代が到来したことになろう。

それでも精神障害の症状評価は国際的な疫学的統計的な処理に欠かすことはできない。しかしあくまでこの症状評価は統計的な公約数を目指してリサーチに適用されるものにすぎない。この症状評価に際して問題にしたいのは、精神科医の臨床営為が症状にだけ目を奪われてゆく事態を招いたことである。そして、この症状をクスリで消褪せしめることだけが臨床の主流となったことであろう。

この動向には幾多の要因が絡んでいる。一つには、いま述べた、対象化されて捉えられる個々の症状をそれに適用できるとされる個々のクスリで治めることができるという、製薬資本の戦略におおかたの精神科医が屈してゆく事態である。先にあげた症状評価表に沿って、個々に断片化された症状を一つずつ拾い集め、それらの症状に対する薬効を評価してゆく。ここには一人の患者と一人の治療者との人間的触れ合いについての評価はない。治療者が患者にクスリを投与するときの声掛け、立ち居振る舞いやこころ構え、患者が薬を服用するときの気持ち、服用したときの精神的身体的具合（飲み心地）、それらを治療者に訴え、治療者がその訴えにどう応えるかなどといった視野が広がる余地はない。症状は純粋に自然科学の対象に陥れられ、純粋に客観化され、記号と化した事項となっている。繰り返しになるが、寸断化された拾い集められた症状（記号）をいくら集積しても、目の前にいる患者の人間としての「生き方」は見えてこない。

二つには、この症状の消褪だけを目ざす動向には、診療報酬上の問題も大きく絡んでいる。早期に症状を取り去り早く退院させるほうが診療報酬上の点数が高いという経済的理由から、できる限り早く症状を消褪させて患者を退院させることこそが精神科病院経営上の金科玉条となってきたことであろう。この点は、第七章でふたたび言及することになろうが、クスリ全盛主義とこの早期退院促進とは相互に緊密に絡んでおり、けっして別個の事態ではない。

三つには、これまで折に触れて記してきたように、精神療法がどのように評価されるべきかが判然としないこともあげられよう。成果がすぐにも経済的効果と結びつかねばならない成果主義が横行する時代に、精神療法はそれとしての評価を得ることがきわめてむずかしい。患者－治療者間に「生きる」人間関係は精神科の治療には不可欠のはずであるのに、それを評価する方法がない。客観化する方法が見いだしにくいからであろう。

ナンシー・アンドレアセンの反省

これまで述べてきたことと重複するが、ここでアメリカ精神医学会APAの会長アンドレアセンNancy C. AndreasenのDSMに対する反省を込めた批判を紹介しておきたい。その「DSM、その意図せざる結果の一つ、現象学の死」[6]と題したエッセイで、彼女は、一九三〇〜四〇年代、アメリカの精神医学は精神分析に濃く彩られていたこと、その精神分析はひたすらこころの深層の探求だけに専念し、精神症状の記述および正確な診断にもとづく疾病論が疎かにされてきていたことを挙げ、精神医学が国際的に論じられねばならなくなった一九七〇年代には、精神疾患の診断と分類がどうしても不可欠になったとして、アメリカ精神医学にも一九八〇年にDSMの策定が必要であったことの歴史的必然を述べている。

しかしこのDSMが、国際的な疫学的統計的処理のための診断基準作成を当初の目標としていたにもかかわらず、次第に医学生のトレーニングや臨床にまで利用されるようになったことをあげ、この「予期できなかった」結果として、

一つは、症状を拾い集めるだけという臨床において「了解」（ヤスパース）を目指す記述が失われたこと、その症状リストには含まれない、患者のなかに潜在しているはずの大切な意義あるサインに気づかなくなったこと、

二つには、症状のドライなチェックリストに依拠するあまり、生活史を含めた一人の人間として患者を診る姿勢を削いでしまったこと、

第三には、信頼性を得ようとするあまり、妥当性そのものが犠牲にされてしまったこと、などを挙げている。

多数例をもとにする公約数的な相互信頼性ある診断基準を指針とすれば、一人の患者を人間存在としてみる視界が閉ざされてしまうのはやむをえないことなのかもしれない。しかし、妥当性を犠牲にしただけではなく、その後のフィールド・トライアルでも評価者間の信頼性がけっして高くはないことが明らかにされつつある。

昨今Evidence Based Medicine（EBM〔エビデンスに基づく医療〕）がしきりに喧伝されている。統計学の素人ではあるが、このEvidenceがいったいどこから導き出されるのか、それらが本来の意味での科学的客観性をもちうるのか、どうしても疑わざるをえない。

再び症状とは何か？　「病気とクスリ」を考える

ここで今「病気とクスリ」についてあらためて考えてみたい。

私たちは病気になったときクスリを飲む。病気の現れである症状を治めるためであろう。しかし症状とは、身体に潜在するなんらかの病気が外に現れてきたものにすぎない。

たとえば風邪。昨今は抗生物質や抗ウィルス剤などが開発されてきたものの、私たちが風邪として患うのは、細菌やウィルスに対して生体が反応して出現させている発熱、発汗、白血球の増加などの症状に対してである。これらの症状を総称して「風邪」と位置づけている。花粉症とて同様であろう。杉や檜の花粉が眼や鼻腔、口腔の粘膜を刺激して、目の痒み、くしゃみ、鼻水などを引き起こす。それは外部からの異物（非自己）に対して、それを排除すべく生体（自己）がとるごく自然な生体反応なのである。この反応が通例より激しく過剰となった場合、私たちはその反応を「病気の症状」とみなしている。その反応は生体の防御機制であり、生体にとってなくてはならない装置である。ただ、反応が過剰となった場合、つまり発熱が却って生体に負担をもたらすおそれがあるときにのみ、私たちは解熱剤を服用する。それは生体反応の過剰を治めるため、生体反応の嵐を鎮めるためである。

侵襲に屈している姿ではなく、生体がそれと闘っている姿を、私たちは病気の症状とみているのだ。

この考え方を精神神経科領域に敷衍することに異議が差し出されるかもしれないが、精神症状もひょっとすれば、なんらかの侵襲によって引き起こされる身体的精神的混乱に対する防御機制から成り立っているものではないのか、そう考えてみることもできる。急性の、あるいは慢性の、生体に対する侵襲が、身体的精神的混乱を引き起こす結果、一部の人ではそれに過剰に反応して拠りどころのない不安に陥る。ときには根拠のない精神運動性の興奮で反応する。それでもその不安が収まるところを見いだせず、その人の全存在に漂う場合があろう。この漠とした不安定さに耐えられず、人は、この不安は「誰かの策略のためだ」といった形で把握可能なものにしようとする。精神分析でいう「投影」であり、ある種の「合理化」である。この合理化は侵襲に対して生体がとる防衛反応であり、その機制が働いて「〈他者〉の圧倒」という形で捉えるところから妄想や幻覚が産み出される。このようにして「被害妄想」という「症状」が産み出される。この幻覚妄想とでもいうべき症状は、不安を抑えようとしてその人が創り出したものなのであり、幻覚妄想が「産出症状 productive symptom」（陽性症状）といわれる所以である。昨今、幻覚妄想が活発なとき脳内ドーパミンが過剰となっているといわれるが、それは自然に増加してきたのではなく、生体が侵襲に対して反応して増加した、その「結果」をドーパミン過剰とみなしている可能性のほうが強い。ドーパミン過剰は幻覚妄想の「原因」ではないのだ。もちろん、これが生体の反応でありその結果でしかないとしても、治療の場では症状としての幻覚妄想は治めねばならない。しかしドーパミン過剰を抑えることだけが治療ではない。

クロルプロマジンの開発史

この点を、最初期の抗精神病薬クロルプロマジンが開発された経緯を辿った八木剛平、田辺英著『精神病治療の開発思想史』(7)を参照しながら振り返ってみることにしたい。

クロルプロマジンは、当初、外科ショックを抑えるために外科医アンリ・ラボリ Laborit, H. によって開発された。

外科ショックとは、手術時、麻酔薬やメスが生体に入ったとき、その生体が過剰に反応する現象を指す。外部からの「侵襲」に対して、一部過敏な体質をもった人に意識喪失や心血管系の虚脱が引き起こされる現象からなる。これは血管から多量の血漿が漏出して血液が濃縮されるためだとされている。もともと身体は、身体内部の恒常性を維持する調節機能(ホメオスターシス)を備えているが、外部からの異物の侵襲に出合うと、生体はこの内部環境の恒常性を維持しようと交感神経を緊張させ、末梢血管系を拡張させる。この生体反応がもともと生体に備わった自然な反応であるにしても、それがときには過剰な反応となり、末梢血管系の透過性が過度に高まり血漿が漏出して虚脱状態を引き起こす場合がある。これが外科ショックのメカニズムだとされていた。ハチに刺されたとき、交感神経が緊張するのはごく正常の反応ではあるが、この反応が過剰となるとアナフィラキシー・ショックを起こし死に至らしめることが稀にある。

この生体反応は、外部からの異物侵襲に反応してヒスタミンという体内物質が過剰に放出されることによると、当時考えられていた。ラボリは、このショックの過剰な誘発を抑えるため、つまり過剰なヒスタミン放出を抑えるために、抗ヒスタミン剤プロメタジンを術前に投与していたが、このプロメタジンから誘導された薬剤がクロルプロマジンであり、この薬剤を生体防衛反応の過剰を緩和するクスリとして試みたといわれる。このクロルプロマジンは、体温や代謝機能を低下させ、身体の激しい過剰な反応を和らげるという効果をもつことが実証された。

この考想を精神神経科領域に応用したのが、フランスのドレー Delay, J. とドニケル Deniker, P. である（一九五二年）。ショックとは、「神経、体液の平衡が急変し、内部環境の構成が著しく激しく変化させせられることである」という想定のもとに、この著しさ激しさを緩和させることが目指されたのだといえよう。つまり侵襲に対する神経・内分泌系の過剰反応を制御しようとする考えである。それが神経・内分泌系だけでなく、中枢神経系の反応まで緩和することが注目され、クロルプロマジンは神経系の鎮静を目指す「冬眠療法」として世界各国で用いられるようになった。日本でも臨床で用いられるようになったのは一九五五年のことである。

クロルプロマジンの作用とは、まず生体を「鎮静」させることであった。(8)

「鎮静」の意味

鎮静とは、外部からの侵襲に対して生体が激しく闘うことのないようにその生体の反応を抑えること、まずは身体を休戦状態に置くこと、である。生体の調節機能（ホメオスタシス）という自然治癒力の回復を急がず、ゆっくりと時間をかけて取り戻そうとするスタンスと考えてよい。

この考想には、生身の患者に対する全体的な視野が背後にある。

その後クスリは、科学技術とりわけ脳科学の発展に沿って、ドーパミン、ノルアドレナリン、セロトニンなど脳内アミン・神経伝達物質が見いだされ、またそれら物質の神経シナプス間の受容体のメカニズムも解明されて、精神薬理学の飛躍的な興隆をもたらした。「A薬がドーパミンの受容を遮断する」といった科学的知見から、「A薬はα症状を消褪せしめる」という直線的な思想が安易に受け入れられてゆく。α症状にはA薬を、β症状にはB薬を、と、それぞれのクスリが宣伝されるようになり、クスリは個々の症状という部分に対応する薬物とされつつある。ここにも、科学的思考が病気を寸断化してゆく動静をみる思いがする。

ヒーリー(9)が記しているように、神経伝達物質にはドーパミン、ノルアドレナリン、セロトニン以外にも、まだまだ発見されていない脳内アミンが多数あるはずである。今日ではたまたま見いだされ計測可能となった物質だけが注目され、その作用機序が取り上げられているにすぎない。しかも取り上げられているのは、その作用機序の一部でしかない可能性も高い。しかし私たちは、現在のところその見いだされた一部で語ることしかできないし、それを利用するしかない。まだまだ脳の機能の「全体」を把握するのは、夢のまた夢の段階であろう。

さらに臨床の場で浮かぶ基本的な疑問は、精神運動性興奮や幻覚、妄想を出現させるといわれる神経伝達物質が、なぜ「このとき」に高まっているのか、どのような生活場面においてなのか……などが問われることはない点である。神経伝達物質の過剰が「なぜ今」起こっているのか、それを問うことなく、ただ過剰という「結果」だけをみて、薬物を処方しているのではないか。あるいは、精神運動性興奮、幻覚、妄想という症状は、本当にこれら神経伝達物質の過剰によるものなのかどうかも、臨床上では明らかなものとして実感できない。原田憲一[10]が記しているように、精神症状とこの脳内アミンの過剰という生物学的現象との間には、因果関係があるのではなく、単なる相関関係 correspondence があるだけなのかもしれない。

症状は〈何か〉が表に現れただけのものかもしれない

DSM-Ⅲのマニュアルが日本にも流布して、精神科の臨床は大きく変貌したという印象は拭えない。

もちろんこの変化には、これまでの精神分析、精神病理学が病気を「解釈」するだけであり、それらに裏打ちされた精神療法もこころの病気を十分に治癒せしめえない、という現実的な評価が問題になってきたこともあろう。一方では科学技術の進歩に伴い、CT－SCAN、PET、SPECT、MRIなどを駆使して、こころの病いを脳の生物学的変化から解きおこそうとする趨勢になってきたことも大きな要因であろう。脳の化学物質をめぐる多くの発見が新しい薬剤を生みだし、現実的な効果を喧伝しはじめたことも大きい。

また、精神科病院の機能別再編、精神科診療所・クリニックの増設、作業所など福祉施設の出現、訪問看護の実践など、精神医療をとりまく環境はかなりの変貌をとげた。一人の患者が同じ一人の精神科医に持続して治療を受ける態勢も少なくなった。多様化、寸断化である。それでもそれなりの実績をあげつつある。これらは、抗精神病薬がもたらした力によるところが大きい。

しかし、ここにも薬物中心主義を生み出した市場原理が浸透しているのを見逃すことはできない。症状をクスリで速やかに取り去り、あとは福祉の手にゆだねる、そのような効率を目指す成果主義が見え隠れする。

こころの動きが時代の流れについて行かなくなりつつある。新幹線は効率のきわめてよい便利な乗り物となったが、車窓から風景を眺めるゆとりを私たちから奪ってしまった。

病者から〈何か〉を学ぼうとした旧世代の精神科医にとって、その〈何か〉を学ぶ機会がますます狭められてきた。精神科の医療も、症状をはじめすべてが観察・治療の「対象（物）」となり、たとえ患者であるにしても、一人の人間である面前の「人」が私たち治療者に語りかけているはずの〈何か〉に、まなざしを注ぎ、耳を傾ける機会が奪われてきたように思う。たしかに患者と長期に交わり合う機会はなくなっている。精神科救急など急性期の患者に対処しなければならない現状では、この機会がほとんどないといってよい。いち早く鎮静させ、後方病院に転送しなければならない。

精神医学は症状中心主義の医学となり、これに沿ってその症状を消褪させるという薬物中心主義が精神科医療の主流となった。この現実をすべてＤＳＭに帰するつもりはない。むしろ逆であろう。精神医療も治安対策だけでなく経済的効率まで求められるようになった。その流れのなかでクスリが開発され、そこからＤＳＭの作成が必要とされたのかもしれない。症状中心主義、薬物中心主義、ＤＳＭの登場、そして次章で述べる精神科診療供給体制の機能分化、これら四者は、成果主義・効率主義が横行する時代精神のもとにあって「一体のもの」なのかもしれない。

これまでの記述を、再度、図9に沿って整理しておきたい。図9の右側に記されているのは、これまで述べてきた「症状」である。症状は病気の表れでありけっして無視できるものではないが、それは左側に示した幾多の要因・生活史から産み出されたものである。左側の縦軸は、患者も患者なりに生きてきた、また生きていることの証しを描こうと簡略化したものであり、それは、一人の人間としての「生き方」の流れとして症状の背後にある〈何か〉が隠されて存在していることを示唆しようとするものである。

デジタル化の時代、あらゆる事象が寸断化され、「大きな物語は解体した décomposition de la grands Récits」（リオタール[11]）といわれるこのポスト・モダンの流れの中にあっても、現実の精神科の臨床では、一人の人間の「物語」は存在しており、存在してゆくはずである。

DSM-Ⅲは、一九六〇年代アメリカで主流を占めていた精神力動的視点を廃棄することによって提起されたデジタル式計量精神医学であった。「神経症」概念が排除されたのも、その証左の一つであろう。図10に窺うことのできる症状の変遷、人格の変遷という時間軸を無視するものといってよい。

しかし、人のこころは時間とともに動いている。このことを忘れないようにしたい。

第七章
精神医学の現在

五〇年ほど精神科医の臨床に携わってきて、今もなお非常勤ながら京都の稲門会「いわくら病院」という単科私立精神科病院で患者さんたちとの話し相手を勤めている。

五〇年前に比べると精神科病院もずいぶん良くなった。もう、かつてのような畳敷きの大部屋はなく、廊下も広々としており、患者さんたちが寛げるデイ・ルームも完備されている。なによりも清潔になった。精神病院特有のあの「臭い」も随分と薄らいだように思う。戦後の貧しさから経済的豊かさを獲得してきたのと歩みをともにして、精神科病院もその外観はたしかに「きれい」になった。

精神科の治療も部分的にはずいぶんと洗練されてきたのではないか。

ただ私には、精神科治療の内実が相当に変化してきたのではないかという印象を与えられる。前章で触れたように一九八〇年代を境にしてのことだ。

ここにまず、その変化の概略を思いつくままに羅列してみよう。

1　統合失調症例の減少、精神病理学の衰退
2　入院患者の病態の多様化、あるいは診断基準の錯綜
3　精神科病院・病棟の機能分化
4　精神科診療所・クリニックの出現
5　抗精神病薬第二世代の登場、薬物療法の全盛
6　精神保健福祉士、作業療法士の活躍、「生活障害」概念の導入
7　入院患者の高齢化
8　そして、学問的には生物学的精神医学の復活

このあたりであろうか。

統合失調症例の減少

統合失調症の患者数が減じてきている。同僚によれば、地区の精神保健福祉センター（旧地区保健所）の精神衛生相談でも、家族相談でその成員が統合失調症であろうと推測されるケースの相談が少なくなっているという。私の勤務するいわくら病院では、毎朝、医師、看護師、精神保健福祉士、事務職員を交えて、各病棟の退院患者、入院患者の推移とその情報交換のミーティングが持たれているが、再入院を含めて入院してくる患者のほとんどが五〇歳代、六〇

歳代の再入院患者であり、二〇歳代、三〇歳代の入院患者は極端に少なくなっている。全体の二〇～三〇パーセントしか占めていないのではなかろうか。しかもそのなかで統合失調症の占める割合はその半数にも満たない。京都では約十年前ごろから精神科救急医療体制が施行され、若年の新しく発症した統合失調症患者が救急対応の府立洛南病院に搬送されるようになった、その影響もあるのかもしれない。しかし、それにしても新しく発症した統合失調症患者と出会う機会が少なくなっている、そのような印象が拭えない。

統合失調症を発症しやすい若年の人口が減少したのであろうか。あるいはまた、時代精神がエリクソンのいう「青年期」という世代区分を成立させにくくしているからであろうか。エリクソンによれば、「青年期」とは、モラトリアムという猶予期間であった。単に成人になる前の猶予の期間だけでなく、いかに成人として自我を形成してゆくか、社会の規範を前にして、相当に葛藤を経験しなければならない時期でもあった。ポスト・モダンといわれる今日、その青年期といわれる準備期間が与えられなくなったのであろうか。

それとも、私たちがかつてのように統合失調症をみようとはしなくなっているのであろうか。精神科医たちが多彩な精神病の様態に統合失調症の徴表をみようとしなくなっているのかもしれない。精神科たちの「まなざし」も時代精神の影響を受けないはずはない。

精神分裂病から「統合失調症」への呼称変更

五〇年前、私たちが精神科の臨床に携わりはじめたころ、おおかたの精神科医の関心の的は当時でいう精神分裂病であった。多くの精神科医を魅了していたといっていい。私たちはこの精神分裂病に何を求めていたのだろうか。「人は自分の見たいものしか見ない」といわれるが、精神分裂病に〈何か〉を見ようとしていたのであろうか。「見たいものしか見なかった」だけでなく、時代の何かが精神科医をして「見たい」ようにさせていたのであろう。「狂気」といわれるもの、そこから派生してくる「創造的なもの」を見ようとしていたのだが、それが不可能になったのだろうか。この「創造性」を人間の内奥に探索しようとする心性は萎えて、今日、人は外へ外への活動に日々駆り立てられている。

そのかつて魅了していた精神分裂病が、その病名も二〇〇二年に統合失調症という呼称に改められた。精神分裂病という病名には、社会的にあまりにもネガティヴなスティグマがこびりついていたからであろう。この呼称変更はおおかたが歓迎し、精神医学界にも比較的抵抗なく受け入れられた。

ただ、統合失調症という病名が定着するころ、精神医学という学問自体も中心点を失い、精神医学そのものの統合が失調するとでもいいたい事態を迎えることになる。

「名は体《たい》を表わす」という。精神分裂病は、この呼称変更によってその体（実体）をもすっかり変更させた。かつて精神科医たちが精神分裂病に見ようとしていたものを、統合失調症という名のもとでは見ようとしなくなったというべきかもしれない。統合失調症の呼称のもととなる「統合失調」とは、文字どおり思考の統合機能が失調をきたしていることの謂いであり、おそらくその呼称はブロイラーのいう連合弛緩 Assoziationslöckerung に由来するものであろう。この点では、この病気の特徴を言い表すに適った表現といっていい。

しかし周知のように、ブロイラーは、連合弛緩とともに感情平板化 Affeksflachheit、両価性 Ambivalenz、自閉 Autismus を挙げており、この連合弛緩は上記「四つのA」といわれる基礎症状の一つでしかない。ついでながら、この基礎症状から派生しているとみてブロイラーが副次的な症状とした幻覚、妄想までもが、DSMでは主要な症状評価の対象として注目され、治療の標的とされるようになったのは第六章ですでに述べた。

問題は、統合失調症という呼称の変更によって、私たち精神科医が幻覚・妄想という症状にばかり目を奪われ、病者の人格という「全体」を視野におくことをしなくなっているのではないか、という点である。四つの基礎症状全体をひとりの人間のなかで体現されているものとして捉え、その全体から幻覚なり妄想なりが産出されているのではないか、あるいはその全体から患者の「人格」が幻覚・妄想を作り出すのではないか、そのような総合的な、患者の「生き方」としての視点を失ってきたのではないのか。精神分裂病者 a schizophrenic として病者の人格そのものに私たちの想像力を働かせる契機を削いだのではないか。そのような疑問である。

もとよりこのような疑問を抱くことに対して異論は出てこよう。精神分裂病は必ずしも「疾病」ではないという視点は、すでに反精神医学が提起していたことであり、二〇世紀ことにその後半の精神医学は、精神分裂病にこそ狂気の理想型をみようとしていただけではないのか、それはある意味で精神分裂病を神格化する精神科医の側の欲望だったのではないのか、こころの病いに中心点と呼ばれうるような「まとまり」があるはずもなく、その理想型を精神分裂病に見ようとする見方が本当に正当化されうるのかどうか、精神分裂病はけっして単一の疾病ではなく二〇世紀の精神医学者たちが創出した単なる「疾病概念」にすぎないのではないのか、これらの疑問は十分に検討されないままに今日まで残されている。

ただ、統合失調症が精神医学の中心に位置を占めることはなくなり、統合失調症それ自体もその概念が解体されようとしている事実は、日々の臨床でおおかたの精神科医が認めるところとなっている。

統合失調症の軽症化、多様化

この呼称変更が提起されはじめる以前から、精神分裂病の軽症化という現象が精神科医のあいだで囁きはじめられていた（笠原(1)）。精神衛生思想の普及とともに、病気の早期発見、早期治療が推奨されたせいともいわれるが、社会の規範が緩やかなものとなり、価値観が多様化するなかで正常と狂気との間が截然と区別しがたくなったせいだとも考えられた（安永[2]）。

神経症とも精神病とも鑑別できない、その中間に位置する境界例 borderline case の登場である。一見きわめて正常と思われる立ち居振る舞いから、なんらかの契機でいともたやすく精神病状態に陥るこの病態は、一部で不安定パーソナリティ障害 unstable personality disorder という呼称が提起されたほどの変転ぶりを呈する。軽症化しているとはいっても、その様態が治まるわけではなく、かなりの長期にわたって持続し、ときには慢性化の経過をたどる場合も少なくない。

この病態の多様化に呼応するかのように、精神科領域では心療内科、精神科診療所・クリニック、カウンセリング・センター……などが次々と開設されてきた。一九七〇年代に少しずつはじまってきたこの診療供給体制の洪水は、今日で五〇〇〇を越える機関となっており、かつての入院中心主義の精神医療では考えられなかった事態である。逆に、この診療供給体制の整備のほうが多様な「こころの病気」を煽り、需要を引き出しているのではないかと訝りたくもなるほどだ。日常生活で体感するちょっとした「落ち込み」が「うつ病」という病名に私たちを誘う。そのような目で病院、診療所、クリニックのホームページを見れば、誰も相談相手のいない青年なら自分も「その種の病気」なのではないかと思い、サプリメントのように気軽にクスリを飲んでみようか、といった気持ちに駆られるであろう。

この、統合失調症の軽症化に伴う精神神経科領域の「不調」が多様化しつつある背景は、十九世紀から二〇世紀にかけて確固としたものとして捉えられた近代的自我が崩壊しつつある事態にあるのではないか、といった論考もときどき見られるようになった。私も、クレペリンが早発性痴呆を提起した一八九六年から一〇〇年を経た一九九六年、「精神分裂病はたかだかこの一〇〇年の病気ではなかったか」といったエッセイを綴ったことがある。(3) 思いつき程度の推論でしかなく、臨床で実証されているわけではない。

近代的自我が自我として「信じられていた」時代、つまり理性が理性として存在しうると考えられていた時代、その理性によって構築された自我とはまったき対照をなす非‐理性が狂気として析出された。

この理性と非‐理性とのコントラストをなす様態は、現象面・社会面では「集団と個」というコントラストとして顕在化する。都市国家が堅固な形で形成されてゆく十八〜十九世紀、個人はその共同体を形成しそれに所属する「個＝自我」を形成しなければならなかった。なんらかの規範のもとで、個は集団を形成し、一つの共同体に所属することになる。それにそぐわない人たちは、集団によって「変わった人、おかしな人」とみなされ、この両者は比較的容易に区別することができる。集団を集団たらしめる「規範」が明確だったからであろう。同時期に目覚ましく進展してきた自然科学思想が医学という名のもとに、それら集団を逸脱した人たちを「疾病」とする。精神医学は、そのような時代精神を背景にいくつかの疾病「概念」を創出した。都市国家の成立と精神医学が成立してきた経緯との関係に、著しい時代的な一致がみられることは歴史的事実である。

今日、都市国家を成立させてきた規範が緩み、理性が理性としての堅固さを失いはじめると、中心と辺縁とのコントラストも明確ではなくなる。集団を結束させる規範がもはや象徴としての機能を担えず、それが唯一の価値基準ではなくなると、その辺縁も反-集団として一面性を失い多様化してゆくのは当然であろう。

集団の辺縁にある個は、この多様な価値基準のもとで、規範のない生き方をしなければならなくなる。ここから精神神経科領域の病像が多様化、軽症化してくる現象は遠くない。いま多様な価値基準と記したが、ひょっとすれば基準としての体《てい》さえも失っているかもしれない。精神神経科領域の病態はもはや秘められるべきものではなく、多彩な形で世間に喧伝されるものとなる。精神分裂病という精神医学の中心が崩壊してゆくとき、それに代わって「自分探し」の病理が出現してくるのは当然というべきか。一九八〇年代は、その変貌がもっとも鮮やかに顕在化してきた時期ではなかろうか。

「自分探し」の病理

リストカットをした自分の、まだ血に染まった切り傷をインターネットで公開する少女が現れた。このケースは極端だとしても、リストカットをした少女たちは、その傷跡を恥じらいもなく人前に曝す。リスカはけっして秘められるべき自傷ではないのだ。しかし、誰に対して、何を求めて人前に公開するのか。この問いは逆に、こころの傷はなぜ「秘められねばならなかったか」という問いにまで導く。

世俗的・現実的・鏡像的な他者たちが身に着けていたはずの「規範」も揺るぎはじめた。若者は、かつて「青年期」という世代区分があったころ、この時期を通して他者たちとは対極の自らの「内面」を形成すべく要請された。それが今日、その機会を奪われてしまった。他者たちの対極に自分たちを位置づけるのではなく、他者たちと同列に自分を置こうとする。それが適わないとき、自分たちをそれら他者たちからの「被虐待者」「被いじめ者」とみなすようになる。自分たちが直面するのは、「内面を形成する〈何か〉」ではなく世俗的・現実的・鏡像的な他者たちであり、その〈何か〉を形成しえない彼らは他者たちを鏡に映る自分とするしかない。しかし鏡に映る他者たちが激しく変転する仮面でしかない以上、自分も万華鏡のように変転をつづけるほかない。いくら自分を探しても、本当の〈他者〉が見いだせないように、自分も探し当てることなどできない。

超俗的・超越的・象徴的な〈他者〉を形成する「言葉」がその力を失いつつあるとき、他者を鏡とする視覚的自己像に依拠するしかない。視覚は言葉とは異なり変転きわまりない。世俗的・現実的・鏡像的な他者を越える〈何か〉が欠落しているからだ。〈何か〉を軸にして語ることができなくなっている。そのような軸（象徴、規範、言葉）がなくなっている。「青年期」固有の内面を形成するための「葛藤」はもはやない。

彼らは「身体で叫ぶ」しかない。

精神科医療供給体制の分化

統合失調症が軽症化し多様化して、それが精神医学の主要な関心事でなくなろうとするころ、精神医療の供給体制にも変化が生じてきた。医療は、幻覚・妄想、精神運動性興奮といった症状にすぐにも対応できなければならないものになった。それら「症状」はすぐにも治めなければならない。家族、地域などの共同体がその機能を薄め、精神障害者が呈する「異常事態」の緩衝帯としての役割を果たせなくなったところにも一因があろう。

救急医療体制は一九八〇年ごろから順次整備されてきている。「社会不安を積極的に除去する」意図のもとに「地域において緊急を要する症状等が生じた場合、迅速かつ適切な医学的対応が可能な体制を構築するために」各都道府県自治体に精神科救急システムを整備するよう求められたのだ。

各地に救急指定病院が配置され、救急搬送が軌道に乗った。宇都宮病院事件では、「異常」に走る障害者を救急病院に移送する民間の「搬送会社」まで出現したと報じられた。

この救急指定病院でなされる治療は、ハロペリドールの静脈注射や電気痙攣療法によって、精神運動性興奮を「一時的に」鎮静せしめる対応でしかない。そして、薬物や痙攣療法で「鎮静」させられた患者は、二、三日のうちに「後方病院」に転送される。これでは治療の一貫性が著しく損なわれることになる。この種のシステムに乗せられた患者は戸惑うばかりであろう。精神科医のほうも救急時の「処置」だけに明け暮れ、その仕事は「疎外労働」と呼ばれるほかない。「私は何のために精神科医になったのか」と自問して、救急病院を去ってゆく人たちも少なくなかった、と聞く。救急医療、急性期治療病棟での在院期間は、今日では最長で三ヶ月となった。この制度には診療報酬上の利点が与えられており、治療が不十分なまま退院させられてゆくケースも稀ならずいる。それと同時に急性期病棟と慢性療養型病棟との機能分化も次第に色濃くなりつつある。三、四〇年前、病棟を全開放にして治療に当たるという革新的な理念のもとで開設された三枚橋病院も、最近は急性期治療のために閉鎖病棟を設置せざるをえなくなったという。さらに、昨今では慢性療養型病棟が、さらに低い診療報酬で成り立つ「地域移行型居住施設」として制度化されようとする動きが取り沙汰されている。入院患者たちが次

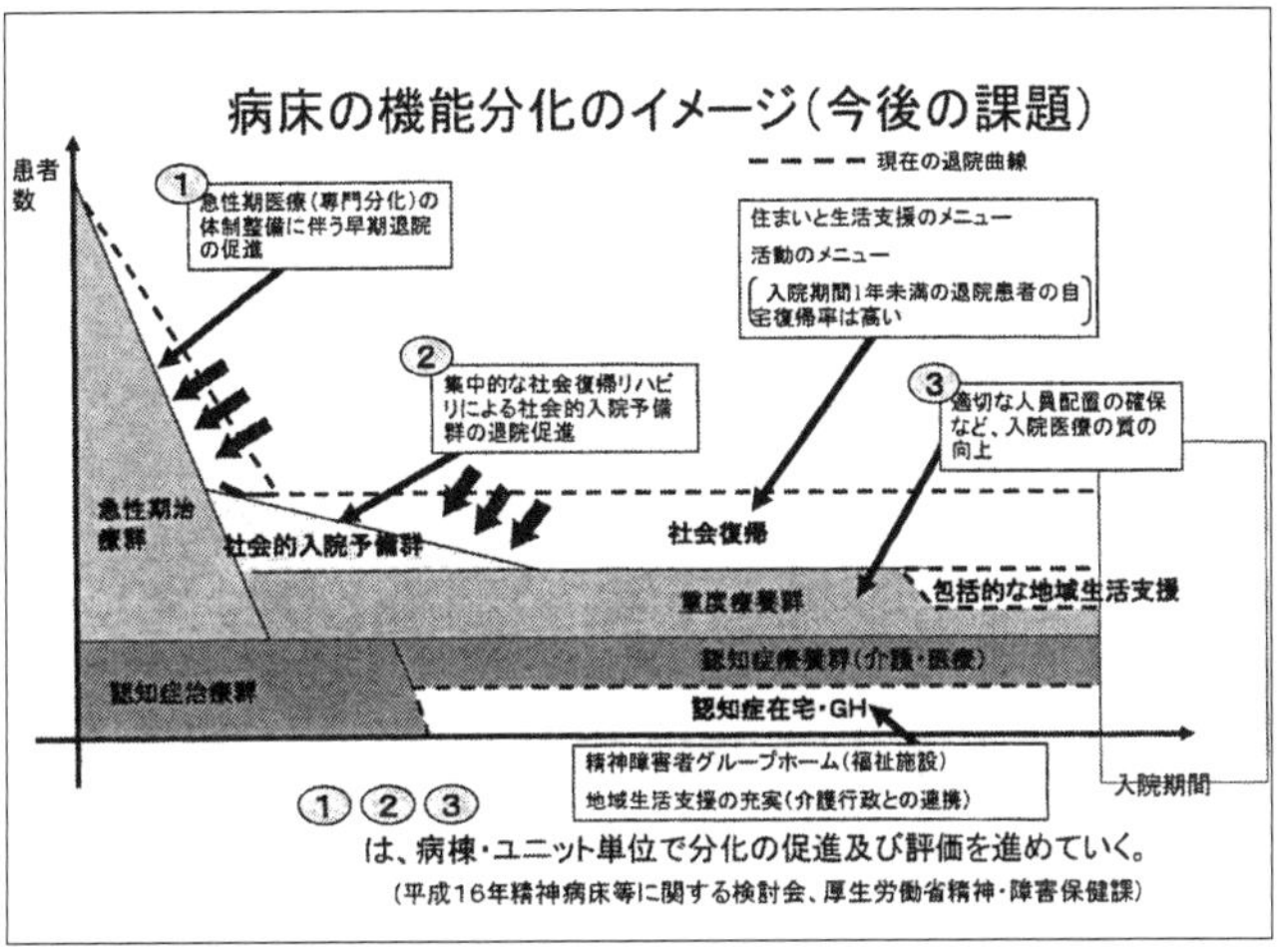

図11

第に高齢化してきた現在、当然起こりうる議論であろう。

ついでながら、図11は、二〇一三年の全国自治体病院協議会・精神保健指定医研修会で神戸大学大学院保健学研究科の橋本健志氏によって提示された、精神科病床機能分化のイメージ図である。現在の精神科医療体制と今後予想される動向の一端を示すシェマであり、参考までに引用させていただいた[4]。

精神科診療所、メンタル・クリニックの出現

先にも予告的に触れたが、この一九八〇年代、精神科診療所やメンタル・クリニック、カウンセリング・センターなどの開設が増加した。私たちが精神科医になったころの収容中心主義の時代では考えられないことである。私たちより

十年ほど先輩の精神科医たちは、「精神病院でも患者が外来に通院するというケースはきわめて稀であった、外来診療は一日に五名か六名であった」という。やはり抗精神病薬の登場によって、患者たちが寛解を得て家庭に帰ることができ、その治療の継続を期して外来に通うという時代が到来したのであろう。

町の一角に、ビルの一室に、メンタル・クリニックができ、今日ではその数も五〇〇〇箇所を越すといわれる。気軽にその種の施設を訪ねることができるようになったことは歓迎すべきことであろう。ここで症状の再燃した患者は、精神科病院に送られる。病院で小康を得ると、また以前通院していた診療所に戻ってゆく。患者は診療所と病院とで別の治療者から治療を施されることになる。一人の患者に長期間一人の精神科医が担当するという治療はその継続が絶たれることになる。

もちろん、それぞれの患者が一人の主治医と長期にわたって治療関係を築いてゆくことが最良の方法だとは言いきれない。診療所での治療と一時的に「預けられた」病院での治療との良否・適否を比較検討する機会ともなろう。ただ病院を主に勤務地とする精神科医にとって、症状再燃時にのみ対応するだけの治療が、こころを病むことに関する叡智を涵養させてくれるのかという疑問は隠しきれない。

一方診療所でひとり奮闘している精神科医にとっては、症状再燃時とその消褪過程に立ち合うことができない。再燃時にこそ、患者の本当の「姿」を垣間見ることができるとすれば、その姿をみる機会が奪われてしまうことになる。小康状態にある患者にステレオタイプに薬物を処方することだけが仕事にならないかと恐れる。

それとは逆に、一人で患者の苦悩に対応してゆくとき、クリニックの医師には相当に強靭な精神が要請されよう。むずかしい患者に直面しながら、その難渋さを前にして「一人で」逡巡している開業医のストレスがときどき頭をよぎる。患者が差し出してくる難問に対して、自らが問いを発し、その問いを発することによって精神的負担を軽減し、そのなかでなんらかの答えに近い治療方針が検討されるサロンが必要なのではないか。私の勤務するいわくら病院では、病院と地域診療所との間で「病—診連携」の意思疎通をはかる集いが持たれているが、まだ十分な機能を果たしているとはいえない。

たしかに今後は、地域に根ざした精神科診療所・クリニックが精神科医療の拠点になるだろうことは十分に予想されるところである。それだけに、各診療所の医師たちが孤独に追いやられることなく、相互に集い自分たちの臨床を検討し合う場——サロン、あるいは「耳学問」の場——が必要かと思う。「耳学問」の場とは、言葉が産み出される場でもあるのだ。

慢性療養病棟入院者の高齢化

三、四〇年前、精神医療改革運動が燃えていたころ、各地の病院で閉鎖病棟の開放化が実践されていた。関東では、石川信義先生が閉鎖病棟のない全開放からなる「三枚橋病院」[5]を開設したニュースが話題を呼んでいた。いま私が出入りしている「いわくら病院」も、ト部圭司前院長、崔秀賢現院長のもとで閉鎖病棟の開放化が敢行された。[6]症状が安定しても帰るところがなく、長期の入院を余儀なくされている人たちには、家賃の低い「文化住宅」とでも呼ぶべきアパートへの退院を促した。それは、入院生活では享受できない患者たちの自由と人権を保障する試みとして周囲の賛同を得ていた。この試みには、病院経営者をはじめ、多くの看護師、精神衛生相談員たちの理解と並々ならぬ努力とがあって成り立ったものである。彼ら彼女らも、この新しい試みに積極的に参加した。

アパート退院を果たした患者たちには、訪問看護という形でその住居での生活を支援する。生活保護を受けながらも、患者たちはそれなりの自由な生活を営んでいたはずである。さらには小規模作業所、デイケア・センターといった事業所も多く開設されて、作業療法士たちも精神医療に参加するようになった。

しかし、そのころから二、三〇年、退院して一人暮らしを営んでいた元患者たちも次第に高齢となり、訪問看護によっても一人暮らしがむずかしくなる。そのような人たちが頼ってくるのは、どうしてもかつて入院していた病院でしかない。精神障害者でなくとも、高齢化した一人暮らしの人たちが最後に頼ってくるのは、やはりその種の施設でしかないであろう。これは、現在の日本が当面する大きな課題の一つであるが、精神科病院の場合、この窮状が突出した形で現象してきている。

おそらく現在の日本で、精神科病院入院者の半数を超える人たちが六五歳以上の高齢者となっているのではないか。

高齢化による認知症化とそれによる周辺症状（ＢＰＳＤ）発症は、必然的なものであろうか。* この高齢化問題は、一介の精神科医が関与できる範囲を越え、また精神医学を越える社会問題だといってよい。しかし、精神病院に勤務する私たちにとって無関心でいることは許されない課題となっている。「終末施設」ともいえるこの老人病棟に勤務する医療従事者は、一人ひとりの高齢者からいったい何を学ぶことができるのか、高齢者介護にどのような意味を見いだすことができるのか。精神科医に課せられる今後の大きな課題になろう。

＊ 周辺症状：BPSD　Behavioral and Psychological Symptoms of Dementia の略。認知症では、記憶障害や失語、失行、失認、遂行障害などを中核症状と呼ぶのに対して、行動異常や心理症状を周辺症状と呼ぶ。攻撃性や不穏、徘徊、性的脱抑制、収集癖、不安、うつ症状、幻覚、妄想などがこれに該当する。周辺症状は、従前の性格傾向や、生活環境などとも密接に関連している。

精神障害を「生活障害」として捉える

一九九五年に精神保健法が精神保健福祉法に改訂され、精神保健福祉士が各病院に配置されて、これまで述べてきた患者の退院、社会復帰に大きな役割を果たすようになった。先に述べた小規模作業所、デイケア・センターの設置、就労支援事業をはじめ、患者の居宅を訪ね生活上のさまざまな局面で援助の手を差し延べる看護師の訪問看護も充実しつつある。診療報酬上の点数も加算されるようになった。

これらの活動は患者の現状を「生活障害」として捉える考え方からなっており、これまでの精神科医が多忙なあまり等閑にしてきた領域であるだけに、相当の進展が図られたことになる。治療者・看護者・保健福祉士らが地域に出て、これまでの医学モデルを脱し生活モデルにもとづく地域包括ケアを実践するACT（Assertive Community Treatment）[7]の活動も目覚ましいものがある。これらの活動の広がりは、これまで目の前の病理にだけ目を奪われてきた精神科医にとって、目を開かされるものがあった。

五〇年前に比べると目覚ましい進展ぶりといわねばならない。

それでも日本の精神科病床数が今なお三二万床という、二、三〇年前と変わらぬ現実をどう捉えたらよいのだろうか。

さらに、精神科医の視野が精神症状だけに狭められ、それらをクスリで治め、その後の生活上の困難は「生活障害」として訪問看護師や精神保健福祉士にゆだねてしまうステレオタイプな姿勢が身についてゆくのではないのか。精神医療においても分業化の波が押し寄せている。精神科医はこの医療マネージメントのデシジョン・メーカーであれ、という声もちらほらと耳にする。

たしかに、かつての「生活臨床」が指摘したように、患者たちは生活上の困難から発症し、また再発するケースが多い。しかし、その生活はPSWや訪問看護師による生活上の介護だけで支えられるのであろうか。

「生活障害」という考え方だけでは捉えられない発症要因があるはずである。精神科医の仕事は、症状がこの生活上の困難から生じてくるだけではない、その〈何か〉に注視しつづけなければならないところにあるように思える。

精神病理学の衰退

五〇年前私が学ぼうとしていた精神病理学は、かつての熱気を失いつつある。精神病理学が統合失調症の病態解明を目指したところから生まれた「学」である以上、統合失調症が軽症化し拡散し、その症例数も減少している現在、その病理学を深めることはむずかしくなっている。かつては「自閉」「連合弛緩」（ブロイラー）「現実との生ける接触喪失」（ミンコフスキー）「生の一貫性の崩壊」(ビンスワンガー)「自我退縮」(ウインクラー)「自我障害」(キスカー)「出立の病い」(笠原)「個別化の危機」(木村)「ファントム」(安永)「自明性の喪失」(ブランケンブルグ)などといった精神病理学用語が私たちを魅了し、統合失調症の理解を深める参照枠たりえた。それら精神病理学の言葉が導き出される分裂病者との治療的関与およびそのプロセスの内実が私たちの臨床に浸みこんできていた。

現在では、これら統合失調症を捉えようとする言葉が、もう汲みつくされてしまったようにみえる。臨床で治療者が患者たちに関与するなかで紡ぎだされてきた言葉にもはや力を見いだすことができなくなったのかもしれない。言葉の「賞味期限」が切れかけているというべきか。その期限を決定するのはどのような社会情勢なのか、どのような時代精神なのか。これら精神病理学の言葉をいくら駆使しても統合失調症の実態を捉えることができないことを多くの精神科医は知ってしまった。また、それ以上の探求をつづけることも時勢が許さなくなったのかもしれない。統合失調症の内奥に〈何か〉がある、狂気の内奥に〈何か〉がある、いや私たち自身の内奥にも〈何か〉が隠されてあるはずなのに、である。

この内奥にある〈何か〉を言葉にできないままに、精神病理学は終わろうとしている。それでもなお一部では、言葉を求めて次第に人文科学的・哲学的な思弁の方向に向かっている。

この机上の思弁を一蹴するつもりはない。むしろ統合失調症について紡ぎだされる精神病理学的知見が産み出される概念は、臨床においても不可欠なものだと、今もなお考えている。
それらの概念は、患者と治療者という二人の人間が出合うときの想像的関係、その双方を蝕む関係に陥ることを制止する媒介項の一つになりうると考えるからだ。この媒介項の基底にあるのは「言葉」であり、かつてはこの言葉が力をもっていた。

ついでに記せば、クスリもまた十分に媒介項たりうる。たとえば、ある患者が不安を訴えて治療者に面前する場合を想定する。私たちはその不安を仔細に受け止め十分に了解できたからといって、患者―治療者の二人が一体化できるわけではない。一体化できたからといって不安が解消されるわけでもない。むしろ逆に二人の関係を危機に曝すものとなろう。二者関係の限界であり、脅威である。治療者は患者の言葉に耳を傾け、患者のほうも治療者の言葉を受け入れることによって、いくばくかは不安も軽減するかもしれない。しかし、私たち精神科医のおおかたは、この言葉の交換のあと、やはり抗不安剤というクスリを投与するのではないか。現実にクスリを服用するのは患者であるが、このクスリを処方することによって治療者のほうも心理的にはクスリを「服用」していることになろう。こうして私たちは診察を終えることができる。ここでクスリは、患者―治療者という二者関係に介在する媒介項の役割を果たしている。[8]

図12に示すように、患者―治療者という二項関係にクスリという第三項を介在させることによって三項関係が生まれ、そこに三角形の空間が生まれる。この空間が臨床では「ゆとり」と

呼ばれるものであろう。患者―治療者間の緊張し硬直した関係に、ある種のクッションとなりうる「遊び」をもたらす。

乱暴を承知でいえば、人文科学的・哲学的な精神医学概念も、このクスリに似た第三項の役割を果たし、三項関係を構成して、臨床実践の場で患者にも治療者にも「ゆとり」をもたらすものとみることができる。この概念は実践からスペキュレートされたものではあるが、逆にその思弁から生成した概念は実践のなかに蘇ってくる。ただ、その思弁から導き出された精神病

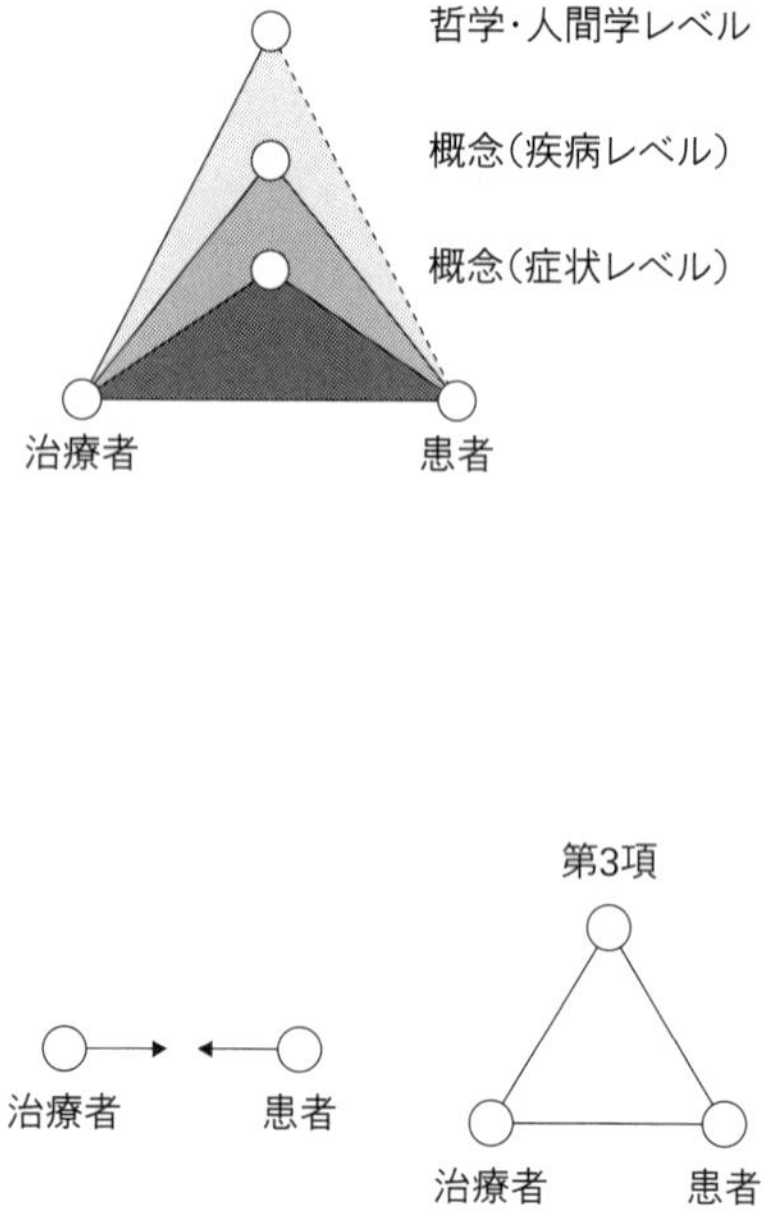

図12

理学的概念も、臨床のプロセスから産み出され、実践に跡づけられたものでなければけっして「ゆとり＝遊び」とはならない。その概念がすっかり記号化・符号化され言葉がその力を失った今日、一介の精神科医の臨床実践にその思弁がどこまで参照枠となりうるであろうか。

精神医学の拡散

一方、精神科の臨床は、表面的、断面的、羅列的に症状を拾い上げ、それら症状に対するクスリを投与するだけに明け暮れるようになってしまった。精神障害の見立ては、そのような症状が列挙されるばかりであり、しかもそれらの症状は「記号化」「符号化」されたものとなる。操作的診断の名のとおり、症状はデジタル的に寸断される。最近刊行されたＤＳＭ－Ｖをみると、精神発達障害群、ストレス因関係障害群、解離性障害群、身体症状群、食行動障害群、睡眠覚醒障害群、適応障害群、素行障害群、ギャンブル依存症……などなどを羅列してゆくほかない記載となっている。一つの障害群がその他の障害群と背後でどのように関連しているのか、といった考察への配慮はほとんど読み取ることができない。まさしく第六章で記したカテゴリー的把握に徹したatheoreticalな姿勢に貫かれていることをあらためて思い知らされる。このように表面に現れた症状を拾ってゆく営為は、いずれ精神障害を際限のない診断名で細分化・寸断化してゆく作業になろう。精神障害観はその中心を失い、拡散してゆくばかりとなろう。

DSMの改訂がなされるたびに、精神障害の診断名はその数を増してゆく。

それに応じて学会も、かつては四、五を数えるほどであったのに、今日では、うつ病学会、統合失調症学会、児童青年期精神医学会、司法精神医学会、精神科診断学会、認知療法学会、神経精神薬理学会、臨床精神神経薬理学会、精神科救急学会、発達障害学会、ストレス学会、産業精神保健学会……等々、ゆうに八〇を越えるほどまでに多様化、拡散化している。細分化された領域を総合する役割を担っているはずの日本精神神経学会も、最近の学術集会では、十の特別講演、二、三〇の教育講演、一〇〇を越えるシンポジウムやワークショップがプログラムとして組まれ、精神医学の拡散ぶりを告げている。細分化してモノを見なければならない科学の時代として、やむをえないことなのであろうか。


私たち精神科医が日々対面しているのは、それら断片化された「症状」や、あるいは脳の構造、神経伝達物質なのではなく、「病める一人の人」である。「一なるもの」であって、脳の構造や化学物質などに分解された人ではないはずだ。私たちが精神科医である限り、目の前の患者がいったい「どこから来て、今どこにおり、そしてどこに行こうとしているのか」(ポール・ゴーギャン)を問うことによってしか臨床医でありえない。

「一人の人間」も今日では「一なるもの」ではなくなっている。そのような声がどこかから聞こえてきそうである。

薬物療法の席捲　生物学的精神医学の興隆

精神病理学に限界がみえはじめ、精神病の精神病理学的理解がただちに治療には結びつかない、と評価されはじめた一九八〇年ごろ、生物学的精神医学がふたたび復活しようとしていた。新しく日本で生物学的精神医学の学会が立ち上げられたのは一九七一年であるが、一つには、抗精神病薬第二世代（クロザピン、リスペリドン、オランザピンなど）の製薬会社による激しいプロパガンダによって神経伝達メカニズムの機序への関心が高まったこと、二つには科学技術による新しい医療検査機器（PET、SPECT、MRI、f－MRIなど）が開発されたことによって「脳」の科学的探索の可能性が高まったことによるものであろう。精神科の臨床から発想された研究ではなく、医療検査機器という「技術」の発展がまずあって、それにあずかるようにして生まれた研究であるといえば、おおかたの研究者たちから手ひどいお叱りを受けるかもしれない。

精神障害の要因を生物学的ことに「脳の科学」に求めようとしてこなかった私には、生物学的精神医学を語る資格はない。ただ、以下二つの点だけ、いつも疑問に思っているところを記させていただく。

古くは、顕微鏡による死後脳の組織病理学的研究が多数の論文を発表してきた。その種の研究成果の積み重ねが、統合失調症という病気に対していったいどのような臨床知見を私たちにもたらしてくれたのか、私には伝わってこない。昨今の画像診断学もまだ断片的な所見しか提供してくれていない。部分的な所見がいつ全体として統合されるのであろうか。

二つには、患者という「人」を「脳」という「対象物」にひとまず還元しての探索だという点である。脳のなかの前頭連合野のあたりに「私の所在」「私の座」を探索できるという報告すらある。しかし、脳という対象と生きている心とはまったく質を異にする存在であろう。自分という存在が脳のなかにあると教えられても、「そうか」と頷きつつなおその報告に疑念を抱く私は、脳の「外」にあるのではないか。脳のなかに「私」を探索しているのを認識するのも〈私〉ではないのか、という疑問である。この脳と心との架橋は永遠に不可能なのではないのか。

まどひきて悟り得べくもなかりつる心を知るは心なりけり　西行

心は心でしかわからない。この自己言及のパラドックス（＝業《ごう》）から私たちが解放されることはあるのであろうか。

文献

本書は学術書とはいささか趣を異にするため、文献掲載は必要最小限におさめた。

第一章

（1） 村上仁「幻聴に関する精神病理学的研究」『精神神経学雑誌』第四三巻、一九三九年
（2） 村上仁「分裂病の精神症状論」『精神神経学雑誌』第五〇巻、一九四九年
（3） 村上仁「精神分裂病の心理」『哲学研究』第三〇巻、一九四六年（弘文堂書房、一九四八年）
この三論文は、村上仁『精神病理学論集1・2』（みすず書房、一九七一年）に収められている。
（4） 村上仁『異常心理学（増補改訂版）』、岩波書店、一九五二年
（5） ミンコフスキー、E.『精神分裂病——分裂性性格者及び精神分裂病者の精神病理学』村上仁訳、みすず書房、一九五四年

第二章

（1） 阪本健二・笠原嘉「精神病理学の潮流　第二」、井村恒郎ほか編『第二次異常心理学講座』第七巻、みすず書房、一九六六年

（2）小林秀雄「敏感関係妄想の人間学的研究」『精神神経学雑誌』、第六四巻、一九六二年
（3）クレッチメル、E．『敏感関係妄想――パラノイア問題と精神医学的性格研究への寄与』切替辰哉訳、文光堂、一九六一年
（4）エーリッヒ・フロム『疑惑と行動――マルクスとフロイトとわたくし』阪本健二・志貴春彦・笠原嘉訳、東京創元社、一九六五年
（5）レイン、R．D．『ひき裂かれた自己――分裂病と分裂病質の実存的研究』阪本健二・志貴春彦・笠原嘉訳、みすず書房、一九七一年
（6）レイン、R．D．『自己と他者』志貴春彦・笠原嘉訳、みすず書房、一九七五年
（7）Jaspers, K. : *Allgemeine Psychopathologie. 6* Aufl. Springer Verlag, Berlin/ Göttingen/ Heidelberg. 1953〔K・ヤスパース『精神病理学総論』内村祐之・西丸四方・島崎敏樹・岡田敬蔵訳、岩波書店、一九五三年〕
（8）セシュエー、M．『分裂病の少女の手記――心理療法による分裂病の回復過程』村上仁・平野恵訳、みすず書房、一九五五年
（9）シュヴィング、G．『精神病者の魂への道』小川信男・船渡川佐知子訳、みすず書房、一九六六年
（10）フロム＝ライヒマン『積極的心理療法――その理論と技法』阪本健二訳、誠信書房、一九六四年
（11）広田伊蘇夫『立法百年史――精神保健・医療・福祉関連法規の立法史』、批評社、二〇〇四年

第三章

（1）Wing, JK. et Brown, GW. : *Institutionalism and schizophrenia*. Cambridge Univ. Press, London, 1970
（2）小林八郎ほか編『精神科作業療法』、医学書院、一九七〇年
（3）藤縄昭「「病院内寛解」について――病院精神医学の立場から」『精神医学』第四巻、一九六二年

(4) 藤沢敏雄『精神医療と社会――こころ病む人びとと共に（増補改訂版）』、批評社、一九九八年
(5) 小沢勲「「生活療法」をこえるもの」『精神神経学雑誌』第七五巻、一九七三年
(6) 長坂五郎「外来治療の機能と限界」『精神医学』第八巻、一九六六年

第四章

(1) 加藤清「精神分裂病の〝治癒〟とは何か――医学的人間学の立場から」『精神医学』第七巻、一九六五年
(2) 三好暁光「Psilocybin 実験精神病の精神病理学的研究――LSD25との比較から」『精神神経学雑誌』第六六巻、一九六四年
(3) 笠原嘉・阪本健二「精神分裂病の心理療法の歴史」『精神医学』第三巻、一九六一年
(4) 笠原嘉「心因要素の著明な精神分裂病への精神療法――精神分裂病への精神療法に関する臨床的研究（その1）」『精神神経学雑誌』第六一巻、一九五九年
(5) 笠原嘉・加藤清「精神分裂病者とのコンタクトについて――心理療法の経験をもとに」『精神医学』第四巻、一九六二年
(6) 笠原嘉「内因性精神病の発病に直接前駆する「心的要因」について」『精神医学』第九巻、一九六七年
(7) 笠原嘉「精神医学における人間学の方法」『精神医学』第十巻、一九六八年
(8) 藤縄昭・田中愛昭「精神分裂病者の家庭に関する臨床的研究」『精神神経学雑誌』第六二巻、一九六〇年
(9) 藤縄昭「精神分裂病者の家族の臨床的類型化のこころみ」『精神医学』第八巻、一九六六年
(10) ビンスワンガー、L.『精神分裂病』新海安彦・宮本忠雄・木村敏ほか訳、みすず書房、一九六〇年

(11) 木村敏「精神分裂病症状の背後にあるもの」『哲学研究』四三、一九六五年（『分裂病の現象学』弘文堂、所収、一九七五年）

(12) 平沢一『軽症うつ病の予後と臨床』、医学書院、一九六六年

(13) Jaspers, K.: *Allgemeine Psychopathologie*. 6 Aufl. Springer Verlag, Berlin/ Göttingen/ Heidelberg. 1953〔『精神病理学総論』〕

(14) 西丸四方『精神医学入門』、南山堂、一九四九年

(15) 西丸四方「巻頭言・我亡霊を見たり」『精神医学』第十二巻、一九七〇年

(16) 島崎敏樹『人格の病』、みすず書房、一九七六年〔初出は「人格の病」（第一部—第四部）、『思想』二八八、三〇一、三一二、三二〇、一九四八—一九五一年、岩波書店〕。

(17) 湯浅修一『精神分裂病の臨床——通院治療を中心に』、医学書院、一九七八年

(18) 足立博・間島竹次郎・小河原竜太郎「「私は嫌なにおいを発散させている」という患者について」『精神神経学雑誌』第六二巻、一九六〇年

(19) 村上仁「精神分裂病の心理」『哲学研究』第三〇巻、一九四六年

(20) Kisker, KP.: *Der Erlebniswandel des Schizophrenen*. Springer Verlag, Berlin/ Göttingen/ Heidelberg, 1960

(21) Pitres , A. et Régis, E.: Obsession de la regeur et éreutophobia, *Arch de Neurol*. 13, 1897

(22) Janet, P.: *Obsessions et la psychasthénie*. Félix Alcan, Paris, 1903

(23) 笠原嘉編『正視恐怖、体臭恐怖——主として精神分裂病との境界例について』〔執筆：笠原嘉・藤縄昭・関口英雄・松本雅彦〕、医学書院、一九七二年

(24) 藤縄昭「自我漏洩症状群について」、土居健郎編『分裂病の精神病理1』東京大学出版会、一九七二年

（25）植元行男・村上靖彦・藤田早苗ほか「思春期における異常な確信的体験について（その1）」『児童精神医学とその近接領域』第八巻、一九六七年
（26）ミンコフスキー、E．『精神分裂病――分裂性性格者及び精神分裂病者の精神病理学』村上仁訳、みすず書房、一九五四年

第五章

（1）フーコー、M．『狂気の歴史――古典主義時代における』田村俶訳、新潮社、一九七五年、およびフーコー、M．『言葉と物――人文科学の考古学』渡辺一民・佐々木明訳、新潮社、一九七四年
（2）金沢学会での評議会・総会の討論は、『精神神経学雑誌』第七一巻、一九六九年に議事録としてその全容が掲載されている。
（3）『精神医療』創刊号、一九七〇年
（4）「学会を告発する」、関西精神科医師会議、一九六九年
（5）宮本忠雄「新ハイデルベルク学派をめぐって」『精神医学』第十二巻、一九七〇年。本報告書でドイツ・ハイデルベルクにおける社会精神医学の萌芽について触れられている。
（6）シュミット、ジル『自由こそ治療だ――イタリア精神病院解体のレポート』半田文穂訳、悠久書房、一九八五年
（7）多賀茂・三脇康生編『医療環境を変える――「制度を使った精神療法」の実践と思想』、京都大学学術出版会、二〇〇八年、および Oury, J.: *Psychiatrie et psychothérapie institutionnelle*, Payot, 1976
（8）「精神病理学の意義と展望」「精神病理学の役割」が日本精神病理・精神療法学会第十三回および第十五回大会でシンポジウムとして論じられている。その他、「精神医学理論の危機」（『精神医療』第四五巻、二

〇〇七年）など。
（9）クーパー、D.『反精神医学』野口昌也・橋本雅雄訳、岩崎学術出版社、一九七四年
（10）レイン、R.D.『ひき裂かれた自己――分裂病と分裂病質の実存的研究』阪本健二・志貴春彦・笠原嘉訳、みすず書房、一九七一年
（11）レイン、R.D.／エスターソン、A.『狂気と家族』笠原嘉・辻和子訳、みすず書房、一九七二年
（12）レイン、R.D.『経験の政治学』笠原嘉・塚本嘉壽訳、みすず書房、一九七三年
（13）斉藤道雄『悩む力――べてるの家の人びと』、みすず書房、二〇〇二年
（14）Ey, H.: Anti-antipsychiatrie. Evolut. *Psychiat.* 37, 1972
（15）富田三樹生『東大病院精神科の30年――宇都宮病院事件・精神衛生法改正・処遇困難者専門病棟問題』、青弓社、二〇〇〇年
（16）『分裂病の精神病理』第一―十六巻、東京大学出版会、一九七二―一九八七年

第六章

（1）Kendell, RE.: Psychiatric Diagnosis in Britain and the United States. *Br. J. Psychiatry*, 9: 453-461, 1975（ロンドン、ニューヨーク比較の図の文献）
（2）シュナイダー、K.『臨床精神病理学』平井静也・鹿子木敏範訳、文光堂、一九五七年
（3）村上仁『精神分裂病の心理』『哲学研究』9（10）、一九四六年（弘文堂、一九四八年）
（4）コンラート、K.『分裂病のはじまり――妄想のゲシュタルト分析』山口直彦・安克昌・中井久夫訳、岩崎学術出版社、一九九四年
（5）Kay, SR., Opler, LA., Fiszbein, A.:『陽性・陰性症状評価尺度（PANSS）マニュアル』山田寛・増井

寛治・菊本弘次訳、星和書店、一九九一年

（6） Andreasen, N. C.: DSM and the Death of Phenomenology in America: An Example of Unintended Consequences. *Schizophrenia Bulettin*, 33: 108-112, 2007

（7） 八木剛平、田辺英『精神病治療の開発思想史――ネオヒポクラティズムの系譜』、星和書店、一九九九年

（8） 松本雅彦「病気とクスリを考える」『統合失調症のひろば3――薬でできること、できないこと』、日本評論社、二〇一四年

（9） ヒーリー、D.『ヒーリー精神科治療薬ガイド【第5版】』田島治・江口重幸監訳、冬樹純子訳、みすず書房、二〇〇九年

（10） 原田憲一「精神病理学と生物学的精神医学の接点――精神分裂病において」『精神神経学雑誌』第九六巻、一九九四年

（11） Lyotard, J-F.: *La condition postmoderne*. Minuit, 1979.〔ジャン＝フランソワ・リオタール『ポスト・モダンの条件――知・社会・言語ゲーム』小林康夫訳、水声社、一九八九年〕

第七章

（1） 笠原嘉『精神科医のノート』、みすず書房、一九七六年

（2） 安永浩「境界例の背景」『精神医学』第十二巻、一九七〇年

（3） 松本雅彦「精神分裂病はたかだかこの一〇〇年の病気ではなかったか？――精神分裂病〈概念〉の検討」、『精神医療』八・九合併号、一九九六年

（4） 橋本健志「精神障害者の社会復帰及び精神障害者福祉」、全国自治体病院協議会・精神保健指定医研修

会、二〇一三年
（5）石川信義『開かれている病棟――三枚橋病院でのこころみ』、星和書店、一九七八年
（6）崔秀賢「病院改革でどう変わっていくのか――民間精神科病院として病院運営と今後の課題」『精神医療』六九号、二〇一三年
（7）高木俊介監修、福山敦子・岡田愛編『精神障がい者地域包括ケアのすすめ――ACT－Kの挑戦〈実践編〉』、批評社、二〇一三年
（8）松本雅彦「精神病理学の「たしなみ」」『臨床精神病理』第二一巻、二〇〇〇年

あとがき

日本の精神医学・精神医療のこの五〇年を、個人的な臨床経験をもとに、振り返ってみた。

明治以来、日本の精神医療は、家族が病人を私宅に監置するか、保養所などに「預ける」という形ではじまっている。明治初期に警視庁から「狂病を発した者は、その家族が厳重監護すること」との通達がなされ、精神障害者に対する看護責任はその家族に課せられた。

私たちがヨーロッパの精神医療史から学ぶ、都市社会の成立に伴う治安維持のため国家が直接に病者を収容所に「隔離」する施策とはいくらか異なったところから出発している。日本では「患者を預ける」という私立の精神病院が多い理由の一つがここにあろう。

しかし、病者を一般社会から隔離・収容するところに変わりはない。

戦前・戦後、まだ精神病に特異的な治療法がない時代には、この隔離・収容がつづいた。まだクスリもなく、せいぜい睡眠薬で眠らせる程度であり、病状の激しさが治まった患者たちには、作業療法が主なものではなかっただろうか。

一九五〇年代にはクロルプロマジンという抗精神病薬が開発され、精神病者もようやく治療の対象と目されるようになった。このクロルプロマジンによって病棟の雰囲気は格段に違ったものになった、と先達たちは回顧している。

一九六〇年代に入って、精神病の治療への関心は高まってきたが、この高度経済成長期には、社会の治安という側面も浮上し、これまで以上に精神病院に入院させられる人たちが増加した。戦後五万床ほどであった日本の精神病院ベッド数は一九六〇年代の終わり頃には二〇万床ほどまで飛躍的に膨らんでいる。


そのような精神病者処遇の実態とは別に、この時期、精神病世界への関心が飛躍的に高まっている。戦時中に閉ざされていた人間精神への関心は、戦後いっせいに解放され、それは狂気とその創造性への関心まで促し、精神分析、精神病理学に興味を抱く精神科医を輩出することになる。一九六〇年代後半から一九七〇年代、私たちが精神医療に携わりはじめたころ、その主な対象は精神分裂病（統合失調症）であった。分裂病者たちこそが、人間のこころにある自由と奥深さを体現している人たちとみなし、精神分裂病という病態に人間精神の神秘性と創造性を見ようとしたのかもしれない。

それは振り返ってみれば、人間のこころにある狂気のすべてを統合失調症という精神医学的「概念」で切り取り、患者一人ひとりのなかでその「概念」を深化させてゆくこと、これこそがこころを解明する方向だと考えられていた。病者を治療するためには、なによりも当の病者を人間的に理解しなければならない、と。

この精神病理学にもとづいた精神療法も多くの人たちによって試みられた。しかし、この精神療法の効果は、目にみえる成果として捉えることがきわめてむずかしい。それは数字にはならない。どこかから、患者を「理解」することがはたして「治療」となりうるのか、という声まで聞こえそうな時代を迎えることになる。成果主義・効率主義の時代であり、それを迎えた一九八〇年は、一挙に薬物療法全盛となり、精神医学はこの薬物療法の機序を解明する生物学的精神医学（脳の科学）の時代を迎えることになった。戦後の時代精神が産み出した精神医学概念が古びてゆくのは致し方ないのかもしれない。そして科学の名において人間のこころが細分化・寸断化され、中心を失ってゆくのは致し方ないのかもしれない。

こころは「一なるもの」のはずであり、それが時々刻々と展開してゆくはずであるのに、科学によって対象化され純客観化されてしか見られなくなっている。

私たちが日々出会っている患者たちも、対象化・客観化される存在ではない。日々生きている「一なるもの」のはずである。それが一つのまとまりを得て私たちのこころに響いてくる新しい精神医学概念が生まれるのは何時のことであろうか。
本書の末尾に記したように、人間のこころは客観化して捉えられる事態ではない。この五〇年、統合失調症の概念によって捉えられてきた人間の狂気と不可思議性は、次の時代いかなる「概念」によってまとめて捉えられるようになるのであろうか。

本書は一精神科医の私的遍歴を綴ったものである。この遍歴から日本の精神医療・精神病理学の変貌の一端を汲み取っていただければ幸いである。
最後になるが、五〇年前のS病院1号館の建築構造、病棟運営の様子については川越知勝先輩に幾多の助言を仰いだ。記して感謝の意を表しておきたい。本書制作の最終段階で、筆者が病を得たため、若干の加筆訂正、校正、索引作成など、わずらわしい作業を大阪赤十字病院精神科部長和田央氏およびみすず書房編集部鈴木英果氏にゆだねざるをえなかった。この作業を快く引き受けていただいた両氏にも御礼を述べておきたい。

平成二六年十二月

松本雅彦

付記

「お忙しいでしょうけれど、ちょっと家まできてくれませんか」、松本先生からそんなお電話を頂いたのが、平成二七年二月上旬であった。ご自宅に伺うと、新しく出版する予定の著作について、「もう自分に校正をする力が残っていないので」、最後に目を通しておいて欲しいというお話であった。それがこの『日本の精神医学この五〇年』である。ご自宅を辞すにあたって、またお見舞いに伺いたいと申し上げると、「そういう大袈裟なことは、勘弁してください」と、普段と変わらない態度で応じられたが、お亡くなりになった後、先生が校正の御礼にとワインを遺して下さっていたことを奥様から伺った。著作には触れられていないが、先生は週に一度、後輩の精神科医を相手に読書会を開かれていた。参加する精神科医は跡を絶たず、先生がお亡くなりになる半年前まで、三〇余年にわたってこの会は続けられた。読書会に集う後輩医師たちはみなそれぞれに、先生の控えめな風貌に包まれた深い学識と人間的な魅力、そして精神医学に対する真摯な姿勢に引き寄せられていたのであろう。

松本先生がお亡くなりになった後、できるだけ原文の雰囲気を損なわずに、一般の読者の理解の助となるような脚注を付けることにした。脚注の文責は和田にあるが、作成に関して、川越知勝先生、波床将材先生に貴重な助言を多数頂いた。この場を借りて御礼を申し上げたい。校閲と人名索引作成はみすず書房編集部で行った。本文中の補足は〔 〕で囲んで示した。

松本雅彦先生は、平成二七年六月にご逝去されました。先生のご冥福を謹んでお祈り申し上げます。

平成二七年盛夏

和田　央

人名索引

著者略歴

（まつもと・まさひこ　1937-2015）

1937年に生まれる．精神科医．1964年京都大学医学部卒業．阪本病院，京都大学精神科勤務の後，京都大学医療技術短期大学部教授，京都府立洛南病院院長，京都光華女子大学教授を経て，稲門会いわくら病院勤務．著書に『精神病理学とは何だろうか』（1987，増補改訂版1996）『こころのありか』（1998）『言葉と沈黙』（2008）ほか．訳書にマノーニ『反－精神医学と精神分析』（1974），ジャネ『心理学的医学』（1982）『症例 マドレーヌ』（2007）『被害妄想』（2010）『解離の病歴』（2011）『心理学的自動症』（2013），ガンダーソン『境界パーソナリティ障害』（1988），サールズ『逆転移１』（1991），チオンピ『感情論理』（1994）など多数．

松本雅彦
日本の精神医学この五〇年

2015年 9 月 18 日　第 1 刷発行
2016年 3 月 10 日　第 3 刷発行

発行所 株式会社 みすず書房
〒113-0033 東京都文京区本郷 5 丁目 32-21
電話 03-3814-0131(営業) 03-3815-9181(編集)
http://www.msz.co.jp

本文組版 キャップス
本文印刷・製本所 中央精版印刷
扉・表紙・カバー印刷所 リヒトプランニング

ISBN 978-4-622-07919-4
[にほんのせいしんいがくこのごじゅうねん]